Detlef Dreßlein

Wir müssen aufhörn weniger zu trinke

PIPER

Zu diesem Buch

»In Vino Veritas« weiß der Lateiner, »Prost« sagt der Kneipier – und der hat den wirklichen Überblick. Wurden doch vor den Zapfhähnen dieser Welt unvergleichliche Kunstwerke ersonnen, epochale Gedanken formuliert und ganze Revolutionen geplant. Das erste Standardwerk großer gelallter Worte versammelt Thekenphilosophie vom feinsten. Mit dieser Sammlung großer gelallter Worte werden die Weisheiten berühmter Trinker in nüchterner und gefahrloser Form dargeboten.

Detlef Dreßlein, geboren 1970 in Erlangen, studierte Germanistik in Bamberg und besuchte anschließend die Deutsche Journalistenschule in München. Nach Stationen bei der Frankfurter Allgemeinen Sonntagszeitung, GQ und Playboy ist er heute als freier Journalist und Autor tätig. Detlef Dreßlein lebt in München.

Detlef Dreßlein

WIR MÜSSEN AUFHÖRN WENIGER ZU TRINKEN

Piper München Zürich

Mehr über unsere Autoren und Bücher:
www.piper.de

Originalausgabe
Oktober 2012

Umschlaggestaltung: Philipp Frank, München
Umschlagabbildung: Artwork Philipp Frank
unter Verwendung von Motiven von Shutterstock
und Istockphoto
Umschlagillustration: Cruz Puga
Satz: Kösel, Krugzell
Gesetzt aus der Adobe Jenson
Papier: Munken Print von Arctic Paper Munkedals AB, Schweden
Druck und Bindung: GGP Media GmbH, Pößneck
Printed in Germany ISBN 978-3-492-27440-1

INHALT

KAPITEL EINS

ES MÖGE NÜTZEN: DIE GESCHICHTE MIT DEM C_2H_5OH

Wenn man es ganz nüchtern betrachtet, sind es nur ein paar Zeichen und Ziffern: C_2H_5OH. Dies ist die chemische Formel für Ethanol, im Allgemeinen (und nicht ganz korrekt) auch Alkohol genannt – weltweit anerkanntes und zudem legales Rauschmittel.

Seit es den Menschen gibt, hat er ein Interesse daran, sich zu berauschen. Auch berühmte Persönlichkeiten hatten das Vergnügen. Menschen, die die Welt bewegten oder diese auch nur unterhielten. Viele von ihnen, vor allem männliche, sind in diesem Buch versammelt – Männer, die gerne tranken, Männer, die weise Dinge sagten. Männer, von denen Sie dank diesem Buch profitieren können, ohne Leber und Leben, Job oder Führerschein zu gefährden. Das haben andere für Sie übernommen. Seit vielen tausend Jahren.

Bei archäologischen Grabungen fand man in neolithischen Gräbern Bier- und Weinkrüge. Der Neandertaler mampfte vergorene Früchte und erfreute sich an der benebelnden Wirkung. Vor sechstausend Jahren erfanden die Ägypter den Weinbau, und vor fünftausend Jahren wurde auch in China nachweislich Wein getrunken. Im alten Rom sowieso. Der alte Cäsar gab seinen Legionären täglich einen Liter Wein, und Kollege Marcus Antonius musste sich einst während einer Rede vor dem Volk nach allzu hemmungslosem Weingenuss sogar übergeben. Im alten Griechenland hatte der Gott Dionysos nicht nur das Ressort ›Wein und Rausch‹ zu verantworten, nicht ohne Sachverstand übergab man ihm auch die Zuständigkeit für die Abteilungen ›Freude‹, ›Fruchtbarkeit‹ und ›Ekstase‹ –

er war so etwas wie ein Super-Minister in der Götterwelt. Und die Hellenen waren es auch, die sich bei ihren notorischen »Symposien« planmäßig volllaufen ließen. Heute würde man wahrscheinlich »Halli-Galli-Drecksau-Party« dazu sagen. Allerdings berauschten sich die alten Griechen nicht einfach so, nein, sie verfolgten das hehre Ziel, die im nüchternen Zustand aufgestellten Theorien zu überprüfen und gegebenenfalls zu verbessern. Ganz im Geist des vorliegenden Buches.

Bereits die Bibel berichtet von Noahs Durst nach Alkohol, dem er in einer Art und Weise zusprach, die auch heute noch zum gängigen Repertoire des trinkfreudigen Partygängers gehört: »Noah trank von dem Wein, er ward trunken und lag entblößt in seinem Zelt.« Kann man in der Genesis (Gen 9, 18 – 29) nachlesen. Ganz zu schweigen von der Wasser-zu-Wein-Nummer von Jesus, der dadurch die Hochzeit von Kanaan von einer drögen Zusammenkunft zur rauschenden Party verwandelte, oder all den Bildnissen und Gleichnissen, die irgendwie immer mit Wein, Weinbergen oder Weinreben zu tun haben. »Die Heilige Schrift und die griechisch-römische Antike sind teilweise regelrechte Trinkfibeln«, sagt Peter Richter, Kunsthistoriker und Autor des formidablen Werks *Über das Trinken*.

Bis weit übers Mittelalter hinaus war es grundsätzlich sogar deutlich gesünder, Alkohol zu trinken, denn das Wasser war voll mit Bakterien und stank oft bestialisch. So war die Welt viele Jahrhunderte lang regelrecht dauerbeschwipst, und zwar vom Greis bis zum Kleinkind. Nicht schlimm, denn der Wein war ziemlich verdünnt – aber immerhin. Auf See wurde sowieso schon immer gesoffen, einerseits weil das Wasser schnell ungenießbar wurde, andererseits als Medizin oder einfach nur, um sich das harte Leben an Bord zu verschönern. Viele Matrosen wurden daher gleich in Rum ausbezahlt. Und der Prophet Mohammed soll den Alkohol nur deshalb aus dem Islam verbannt haben, weil er Angst hatte, die betrunkenen Wachen würden den Feind übersehen, und seine angeheiterten Truppen könnten im Ernstfall nicht kämpfen. Im Westen war man da gelassener.

Aber schon damals wusste man, dass es beim Alkohol wie bei vielen an sich harmlosen Dingen ist, wie zum Beispiel schnellen Autos und scharfen Waffen: Man muss damit umgehen können. Das, und nicht etwa der Alkohol, ist des Alkoholikers Problem. »Der Ekstase und dem Rausch wird immer wieder das Ideal der Selbstkontrolle und das Prinzip des ›rechten Maßes‹ gegenübergestellt«, heißt es bei Singer und Teyssen. Beim Maßhalten half anno dazumal schon die Tatsache, dass es Alkohol entweder nur zu bestimmten Anlässen gab oder dass er sehr, sehr teuer war. Die dadurch entstehenden Trockenperioden verhinderten die heute bekannte Alkoholabhängigkeit. Aber die Ritualisierung, also kollektives und exzessives Saufen, sogar staatlich goutiert und geschützt, überdauerte die Jahrhunderte. Es gibt sie noch heute, zum Beispiel beim Kölner Karneval, dem Oktoberfest oder der Fußball-WM.

Auch der moderne Verfechter des kontrollierten Berauschens, Peter Richter, räumt ein: »Selbstverständlich kann Alkohol Verheerungen anrichten, Familien zerstören, Unfälle produzieren, Unschuldige töten. Alkoholismus ist eine Sucht. Nur gerät die Gesellschaft jetzt von einem Extrem ins andere.« Nicht nur für Richter gehört ein maßvoller und verantwortlicher Umgang mit Alkohol zu den Grundrechten des Menschen, aber bitteschön ohne moralische Vorhaltungen, denn es »gehören Gefahr und Gefährdung zu dem, was das Leben lebenswert macht«.

Und tatsächlich ist es nicht zu leugnen: Manche der Protagonisten in diesem Buch haben sich totgesoffen. Das ist tragisch. Andererseits waren sie erwachsen, klug genug, und es war ihre Entscheidung. Und wir genießen ihre Werke, ihre Bilder, Bücher, Opern – obwohl ihre Schöpfer alkoholabhängig waren oder zumindest eine ausgeprägte Vorliebe für einen Drink hier und ein Gläschen da an den Tag legten.

So oder so, es wird immer ein Thema sein, bei dem, verzeihen Sie den Kalauer, keine trockene Betrachtung möglich ist. Das fiel der *Zeit* bereits im Jahr 1969 auf, als sie sich in einem längeren Artikel mit Drogen aller Art befasste. »Es war immer so, dass Rauschzustände bald den Göttern, bald dem Teufel zugeschrieben, dass unbefangene Stimmen zu diesem Thema selten gehört wurden.« Alkohol ist gut und böse, je nach Standpunkt, und keiner hat recht oder unrecht. Denn Nüchterne und Betrunkene müssen zwangsläufig aneinander vorbeireden, das weiß jeder, der stocknüchtern nach neun Uhr abends ein Bierzelt betritt. »Nüchterne können Betrunkenen letztlich niemals wirklich verzeihen. Nicht die Wahrheiten, die sie äußern. Und eigentlich auch den Rausch schon nicht«, schreibt Richter in seinem Buch *Über das Trinken*. Eine paradoxe Angelegenheit, weil der herkömmliche Staatsbürger je nach Anlass und Pegel sowohl der einen als auch der anderen Gruppe angehören kann.

Zurück zu unseren betrunkenen Männern. »Besonders bei den bildenden Künstlern und den Literaten gehörte übermäßiger Alkoholkonsum zum modischen Lebensstil. Man dokumentierte mit Alkoholexzessen unter anderem, dass man sich bewusst außerhalb der gesellschaftlichen Normen und bürgerlichen Konventionen stellte, um damit zugleich auch den besonderen Status des genialen Künstlers zu betonen«, analysierte der Kunsthistoriker Manfred Fath. Auch wenn Fath zum sachlichen Schluss kommt, »dass es nur wenige Künstler gibt, die erst nach dem Genuss größter Alkoholmengen in der Lage sind, künstlerisch zu arbeiten«, so ist doch gewiss, dass für viele der Alkohol zum Leben als Künstler dazugehörte. Ob die Auswirkungen dessen nun positiv oder negativ waren, sei dahingestellt. Recht verkopft und wissenschaftlich (aber bitte trotzdem durchlesen!) kommt eine Begründung von Alexander Kupfer daher, derzufolge dem Menschen der Postmoderne gar nichts übrig bleibe, als zu trinken: »Für den Künstler und den modernen Menschen überhaupt wurden die Rauschmittel zu einem integralen Bestandteil des Instrumentariums, mit dessen Hilfe das Individuum in einer sich ständig verändernden Umwelt eine Standortbestimmung versucht, die immer wieder korrigiert und erneuert werden muss.« Bei Künstlern kommt zum Irrsinn der sich ständig verschiebenden Welt erschwerend ihr diffiziler Job hinzu. Donald W. Goodwin, der *Alkohol & Autor* verfasste, das Standardwerk zum Thema, sagt: »Was all diese Leute verbindet, ist eine Arbeitsweise, die ein beträchtliches Maß an öffentlicher Zurschaustellung erfordert.« Eine Einschätzung, die auch den munteren Alkoholismus unter darstellenden Künstlern, also Sängern oder Schauspielern, erklärt.

Doch die Künstlergruppe, der am vehementesten Alkoholprobleme zugeschrieben werden – und auf die sich Goodwin vor allem bezieht –, sind die Schriftsteller. »Wer schreibt, trinkt auch, lautet ein populäres, aber wahres Vorurteil«, meint Autor und Verleger Michel Krüger. Er stellt fest: »Ein Alkoholnebel liegt über der Weltliteratur.« Im Ländervergleich ist im 20. Jahrhundert ein Land ganz vorne mit dabei: die USA. Ob trotz oder gerade wegen ihres verschämten Umgangs mit Alkohol, ist nicht bekannt. »Was amerikanische Träger des Nobelpreises für Literatur angeht, so beträgt deren Alkoholikeranteil über 70 Prozent«, hat Autor Goodwin errechnet. Noch launiger drückt es der Künstler Barnaby Conrad aus: »Jedes Jahr sterben 100 000 Amerikaner an Alkoholismus. Nicht alle von ihnen sind Schriftsteller.«

Es scheint, als ob bei Literaten und anderen Künstlern (anders als beim einfachen Bürger) der übermäßige Alkoholkonsum eher toleriert und deshalb eher eingestanden, mitunter sogar glorifiziert wird. »Der randständige, deklassierte, sich aus bürgerlichen Zwängen und Verlogenheiten heraustrinkende Literat gewinnt […] Zugang zu Wahrheiten, die dem ›Stocknüchternen‹ verschlossen bleiben«, folgert der Literaturwissenschaftler Ulrich Horstmann und liefert en passant einen weiteren Zweck dieses Buches: Genau auf diese verborgenen Wahrheiten haben wir es abgesehen. Natürlich ohne außer Acht zu lassen, was auch Horstmann als Konsequenz ausmacht, dass der Schriftsteller nämlich »für sein Privileg […] mit körperlichem Siechtum und frühem Hinscheiden bezahlen« muss. Leider bezeichnet Horstmann die gerade zitierte Annahme des betrunkenen, aber befreiten Literaten als »stereotyp und klischeehaft«, was schade ist, weil es uns ja so perfekt bestätigte. Andererseits befassen wir uns im Folgenden ja ausdrücklich nicht nur mit den krankhaften Alkoholikern vom Schlage eines Hemingways, Thomas' oder Faulkners.

Gerne wird das 19. Jahrhundert als Ära des Alkoholismus und des trinkenden Künstlers dargestellt. Dem war jedoch nicht so. »Bereits ein Blick in eine x-beliebige Lyrik-Anthologie lehrt, dass es zu allen Zeiten versoffene Dichter gab. Von Anfang an wird Alkohol als Quelle der Inspiration und der Lebensfreude gefeiert«, schreibt der Journalist Stefan Gabányi. Allerdings bediente man sich erst seit der Romantik extravaganterer Mittel als profanem Wein oder bürgerlichem Bier. Opium kam ins Spiel, später auch Absinth. *Laudanum* hieß ein Gebräu aus Wein und Opium – der legitime Urahn der Alcopops.

Die Erfahrungen, die zeitgenössische Schreibkünstler damit machten, fanden Einzug in ihre Werke: Eines von E. T. A. Hoffmann heißt *Die Elixiere des Teufels,* und man muss nicht dreimal raten, um zu wissen, was damit gemeint ist. Auch Novalis ist Mitglied in diesem Klub, und dass sich Charles Baudelaire mit den *Blumen des Bösen* wohl kaum auf widerspenstige Geranien oder kampflustige Stiefmütterchen bezog, liegt hoffentlich ebenfalls auf der Hand. Noch mal Gabányi: »Baudelaire war nicht nur einer der wichtigsten Wegbereiter der literarischen Moderne, sondern auch ein früher Vertreter des Cross-Drugging. Er lässt nichts aus, was der Erschaffung seiner ›künstlichen Paradiese‹ dienlich sein könnte.« Aber auch Gabányi weist darauf hin, dass die Meinung, ohne Alkohol sei keine Kreativität möglich, ein Trugschluss ist: »Schriftsteller schreiben nicht weil, sondern *obwohl* sie trinken.«

Auf den nachfolgenden Seiten ist neben den Schriftstellern eine weitere Gruppe von prominenten Alkoholliebhabern vertreten: die Politiker. Auch da gab und gibt es viele, die gern mal die 0,5-Promille-Hürde reißen. »Der Bundestag ist eine unglaubliche Alkoholikerversammlung, die teilweise ganz ordinär nach Schnaps riecht«, berichtete 1983 ein junger Abgeordneter namens Joschka Fischer. Legendär ist die Rede des FDP-Abgeordneten Detlef Kleinert im November 1994 oder Herrn Sarkoyzs Späßchen auf dem G8-Gipfel in Heiligendamm. Aber so richtig blau war die Politik eher in früheren Zeiten, während der Bonner Republik und in den Jahrhunderten davor. Wann immer verhandelt, diskutiert und geklüngelt wurde, wurde auch angestoßen. Diesem Umstand tragen wir in diesem Büchlein selbstverständlich Rechnung. Peter Richter bereitet diese Tatsache allerdings Sorge, denn »dass unsere Geschicke in den Händen von zum Teil heftigen Trinkern liegen, kann einen schon manchmal beunruhigen«. Doch stellt er im gleichen Atemzuge fest: »Die Kriege, die die Welt in Atem halten, sind überwiegend von Nichttrinkern vorangetrieben worden.«

Und damit kommen wir endlich weg vom Alkoholismus, dieser Leid und Elend bringenden Krankheit, und wenden uns dem *guten* Trinken zu. Wir möchten den Großteil unserer betrunkenen Männer zu dieser Gruppe zählen, die demnach nicht zu viel, aber eben auch nicht zu wenig trinkt. Genug, um heiter zu philosophieren und dabei auf sehr abwegige Pfade zu geraten, aber nicht so viel, dass es krankhaft ist. Dieser Mittelweg wird laut Peter Richter viel zu wenig beschritten. »Wer aus lauter Angst, darüber zu liegen, immer nur darunter bleibt, der wird das richtige Maß nie kennenlernen.« Denn Alkohol ist auch ein soziales Schmiermittel, das schrieb schon Kingsley Amis vor gut vierzig Jahren in seinem Standardwerk *Anständig trinken*: »Die Menschheit hat bis heute noch kein anderes Mittel parat, das derart schnell Unbehaglichkeit abbauen und das Eis brechen könnte und das auch nur einen Bruchteil so komfortabel und effizient ist wie die Taktik, gemeinsam in angenehmer Umgebung nicht mehr ganz nüchtern zu sein.«

Bevor wir die Einleitung ausleiten und Sie endlich ins hoffentlich große Vergnügen entlassen, kommen wir zu einem letzten Punkt. Manch einer (oder eine) mag sich am Untertitel gestört haben: *Große Weisheiten betrunkener Männer*. Nur Männer? Was ist in Zeiten der Gleichberechtigung mit den Frauen? Ein heikles Thema. Wir haben in unsere Sammlung zwei Frauen ehrenhalber aufgenommen, weil sie in ihrem Trinkverhalten und ihrer Weisheit den Männern in nichts nachstanden. Generell ist es aber nicht gerade leicht, betrunkene Frauen zu finden. »Das ist eine der großen Ungerechtigkeiten zwischen den Geschlechtern. Frauen vertragen körperlich meist weniger Alkohol als Männer«, erklärt Peter Richter, »und man gesteht Frauen weniger zu, sich gehen zu lassen. Betrunkene Männer sind kulturell eingeführt – was ihren Anblick nicht schöner macht.«

Mit der Chemie haben wir begonnen, mit Latein enden wir. »Prosit!«, ruft man sich zu, bevor die Gläser, Krüge oder Flaschen zusammenstoßen. Das ist Latein und kommt von *prodesse,* was so viel heißt wie »nützen« oder »zuträglich sein«. Die konjugierte Form »Prosit!« heißt also wörtlich übersetzt: »Es möge nützen« oder »Es möge zuträglich sein«.

In diesem Sinne: Möge all das, was nun kommt, nützen. Und zuträglich sein.

KAPITEL ZWEI

»MAN MUSS DEM LEBEN IMMER UM MINDESTENS EINEN WHISKY VORAUS SEIN.«

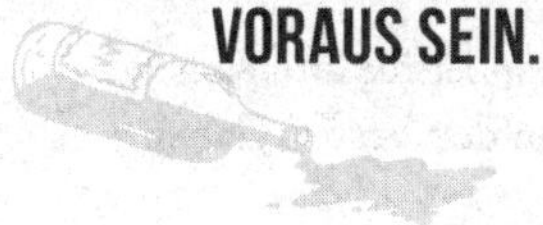

WEISHEITEN ZUM THEMA ALKOHOL

Es geht in diesem Buch, das haben wir gerade festgestellt, also um große Weisheiten. Und betrunkene Männer. Oder umgekehrt. Einen großen Teil ihrer mal mehr, mal weniger durch Alkohol beeinflussten Geisteskraft haben diese Männer natürlich dem Corpus Delicti selbst gewidmet. **Heinz Erhardt** stellt gleich mal etwas ganz Elementares fest.

»Wasser trinkt nur der Vierbeiner,
Der Mensch, der findet Bier feiner.«
HEINZ ERHARDT

Benjamin Franklin und **Martin Luther** werden ein wenig spiritistischer und sind in der Bewertung der Alkoholika durchaus unterschiedlicher Meinung.

»Bier ist der Beweis, dass Gott uns liebt und will,
dass wir glücklich sind.«
BENJAMIN FRANKLIN

»Bier ist Menschenwerk,
der Wein aber ist von Gott.«
MARTIN LUTHER

Wie auch immer, dass der Wein fein schmeckt, findet zumindest **Wilhelm Busch.** Andere haben noch exquisitere Vorlieben und Trinkgewohnheiten:

»Rotwein ist für alte Knaben
Eine von den besten Gaben.«
WILHELM BUSCH

»Mit Vergnügen trinke ich Bier.«
FRIEDRICH SCHILLER

»In Paris, wo das Bier fürchterlich schmeckt,
stürzte ich mich auf Absinth, Absinth am Tage
und in der Nacht.«
PAUL VERLAINE

»Ich trinke kein Wasser wegen der ekelhaften
Sachen, welche die Fische darin tun.«
W. C. FIELDS

»Man trinkt nie einen 53er Dom Pérignon,
wenn er eine Temperatur von über acht Grad hat.
Das wäre genauso, als wenn man den Beatles ohne
Ohrenschützer zuhören würde.«
JAMES BOND

Warum aber überhaupt trinken? Nun, da wären der Alkohol und seine Funktion als Türöffner zur guten Laune. Davon reimte der chinesische Dichter **Li Tai Po**, und auch sein deutscher Kollege **Johann Wolfgang von Goethe** zeigt sich erfreut, braucht allerdings weitere Zutaten.

»Zwei Dinge, die sich gut vertragen:
Wein trinken und die Laute schlagen.«

LI TAI PO

»Ein starkes Bier, beizender Toback und
eine Magd im Putz, das ist nun mein Geschmack.«

JOHANN WOLFGANG VON GOETHE

»Die besten Partys sind die, an die man sich nicht
mehr erinnert; alles andere taugt nichts.«

KEITH RICHARDS

Auf einem Fest, das der romantische Dichter **Novalis** ausrichtete, wäre man wohl recht gerne zu Gast gewesen. Denn selten kleidete jemand die oft genug profanen Ereignisse dort in schönere Worte.

»Der Wein schlich zwischen den Schüsseln
und Blumen umher, schüttelte seine goldenen Flügel
und stellte bunte Tapeten zwischen die Welt und
die Gäste.«

NOVALIS

Allerhöchstens dieser Geselle war ähnlich poetisch angeheitert, als er bemerkte:

»Whiskey ist flüssiges Sonnenlicht.«

GEORGE BERNARD SHAW

Die meisten seiner Kollegen waren wesentlich pragmatischer, wenn es ums Trinken ging. Kein Wunder, denn von blumigem Gequatsche wurde noch kein Durst gelöscht und auch kein ordentlicher Rausch zusammengebastelt. Sogar **Oscar Wilde** blieb bei diesem Thema ganz sachlich:

»Alkohol in ausreichender Menge genossen,
bewirkt alle Symptome der Trunkenheit.«
OSCAR WILDE

»Kein Alkohol ist auch keine Lösung.«
CAMPINO

»Bier und Schnaps – die Getränke der Völker,
denen Nebel und Regen vertraut sind.«
HEINRICH HEINE

»Die besten Vergrößerungsgläser für die Freuden
dieser Welt sind die, aus denen man trinkt.«
JOACHIM RINGELNATZ

Und dann wäre da noch **Udo Lattek**, bekannter Fußballtrainer und auch an den Theken der Welt stets ein Verfechter des Offensivspiels. Bei seinen Worten muss man die Poesie allerdings auf der Metaebene suchen. Man kann sie aber finden!

»Mein Lieblingsgetränk?
Wodka-Feige, aber bitte ohne Feige.«
UDO LATTEK

Auch Reformator **Martin Luther** war (wie wir mit seiner Feststellung, Wein sei gottgegeben, schon bewiesen haben) ebenfalls bestens im Thema. Fast schon vorwurfsvoll klingt seine Aufforderung zum feucht-fröhlichen Lotterleben:

»Wer nicht liebt Wein, Weib und Gesang,
Der bleibt ein Narr sein Leben lang.«
MARTIN LUTHER

Aber Achtung! Beim Schlagen der Laute bleibt es ja nicht immer. Schlimm wird's, wenn nicht nur im Schädel ein Erdbeben der Stärke 9,5 auf der Richterskala stattfindet, sondern der Trunkenbold womöglich Dinge anstellt, die er bereut und für die er – im schlimmsten Fall – haftbar ist.

»Wenn du wieder nüchtern bist,
dann setze das in die Tat um,
was du versprochen hast, als du betrunken warst.
Das wird dich lehren, den Mund zu halten.«
ERNEST HEMINGWAY

»Das hab' ich nie und nimmer gesagt.
Ich war ja so betrunken, dass ich gar nicht richtig
sprechen konnte.«
HARALD JUHNKE

»Ich habe nicht den Kopf verloren.
Ich hab ihn weggegeben.«
ROBBIE WILLIAMS

»Ich habe auf die Gesundheit
so vieler Menschen getrunken,
dass meine eigene nun ruiniert ist.«
W. C. FIELDS

Oder man hat sich im Suff amourös verstrickt. Bereits bei **Asterix** heißt es da mahnend:

»Zu viel Alkohol ist aller Laster Anfang …
Latürnich!«
ASTERIX

»Alkohol erhöht das Verlangen,
aber verhindert die Erfüllung.«
WILLIAM SHAKESPEARE

»Wenn man zu besoffen ist, hat man die Kontrolle definitiv verloren und macht Dinge, die man nachher im begrenzten Rahmen bereut – oder auch nicht. Das passiert mir nicht mehr.«
HEINER LAUTERBACH

»Wer Wein trinkt, schläft gut.
Wer gut schläft, sündigt nicht.
Wer nicht sündigt, wird selig.
Wer also gut Wein trinkt, wird selig.«
WILLIAM SHAKESPEARE

Wer trinkt, sündigt nicht? Gott sei Dank! Für Deutschland stimmt das in jedem Fall, denn da setzt man andere Prioritäten. Überhaupt scheint der mitteleuropäische Trinker ein friedlicher Typ zu sein.

»Deutsche Männer sind die einzigen auf der Welt, die über ein Dutzend nackte Frauen hinwegsteigen würden, um zu einer Flasche Bier zu gelangen.«
HELMUT QUALTINGER

»Von Vatikan bis Taliban
Sieht man, dass es stimmt,
Dass die ganzen Abstinenzler
Noch immer die Schlimmsten sind.«

CAMPINO

Dennoch besitzt der deutsche Trinker weltweit kein sonderlich hohes Ansehen.

»Es wird bei uns Deutschen mit wenig so viel Zeit
totgeschlagen wie mit dem Biertrinken.«

OTTO VON BISMARCK

»Deutsche werden nicht besser im Ausland
wie das exportierte Bier.«

HEINRICH HEINE

»Die Deutschen lieben Rheinwein.
Er wird in schlanke Flaschen gefüllt und
für ein gutes Getränk gehalten.
Von Essig unterscheidet er sich nur durch
das Etikett.«

MARK TWAIN

Denn natürlich kommt es auch auf die Qualität des zu Trinkenden an.

»Zu viel von irgendwas ist schlecht, aber zu viel
von gutem Whisky ist wahrlich nicht genug.«

MARK TWAIN

»Zu viel kann man wohl trinken, aber nie genug!«
HEINRICH VON KLEIST

Genusstrinken statt Komasaufen ist unseren betrunkenen Männern also durchaus wichtig, jedenfalls den meisten. Mäßigung ist ja ohnehin nie schlecht im Leben:

»Um Alter und Güte einer Weinsorte zu kennen,
muss man nicht das ganze Fass geleert haben«
OSCAR WILDE

Charlie Harper, Malibus Alkoholiker Nummer eins, weist darauf hin, dass nicht jeder bedenkenlos Alkohol trinken sollte, gibt es doch Profis und Amateure.

»Alkohol ist nur was für Leute,
die auch ein paar Hirnzellen entbehren können.«
CHARLIE HARPER

Wir halten uns hier an die Profis. Auch wenn die Grenzen zwischen Schwips und Vollrausch fließend sind.

»Du bist nicht betrunken, solange du auf dem
Boden liegen kannst, ohne dich festzuhalten.«
DEAN MARTIN

Oha. Aber bekanntlich hat jeder seine eigenen Limits. Und die müssen bekannt sein und beachtet werden. **Ozzy Osbourne** passierten diverse Grenzüberschreitungen, und die versuchte er meist zügig zu erklären. Und es fanden sich auch immer Schuldige.

»Ich kann ehrlich sagen, für all die schlimmen
Dinge, die mir jemals passiert sind,
kann ich direkt Drogen und Alkohol
verantwortlich machen.
Ich meine, ich würde niemals nüchtern
um neun Uhr morgens in Frauenkleidern
an *The Alamo* urinieren.«

OZZY OSBOURNE

Keith Richards war da stets besonnener.

»Ich bin sehr umsichtig. Ich bin niemals
in einem fremden Badezimmer blau angelaufen.
Das wäre aus meiner Sicht schlechtes
Benehmen gewesen.
So viele Leute haben es umgekehrt mit mir gemacht,
und es gehört sich nach den Drogenregeln
einfach nicht, in anderer Leute Badezimmer
blau anzulaufen.«

KEITH RICHARDS

Nicht nur bei freudigen Anlässen ist der Alkohol unseren Männern stets ein treuer Geselle gewesen. Gerade ein negatives Ereignis machte ihn für viele der hier Versammelten unentbehrlich.

»Es ist ein Irrglaube anzunehmen,
dass Alkohol und Vergnügen
untrennbar zusammengehören.
Ich kann auch Alkohol trinken,
ohne mich zu amüsieren!«

W. C. FIELDS

»Ich sehne mich nach dem Delirium. Es gibt da eine
tiefe Sehnsucht, die meiner Natur absolut entspricht
und der ich bisher noch nicht nachgegeben habe.
Ich möchte drei Monate lang sturzbetrunken sein.
Und dann einfach explodieren.«

GERARD DEPARDIEU

»Wer Sorgen hat, hat auch Likör.«

WILHELM BUSCH

»Trink ihn aus, den Trank der Labe,
Und vergiss den großen Schmerz!
Wundervoll ist Bacchus' Gabe,
Balsam für's zerrissne Herz!«

FRIEDRICH SCHILLER

»Alkohol ist das Narkosemittel, mit dem wir
die Operation Leben überstehen.«

GEORGE BERNARD SHAW

»Realität ist nur eine Illusion,
die sich aus Mangel an Alkohol einstellt.«

UDO LINDENBERG

Der Nachkriegsphilosoph **Heinz Erhardt** bemühte sich um die Lösung von Alltagsproblemen mit einer ihm ganz eigenen Hartnäckigkeit:

»Immer wenn ich traurig bin,
Trink ich einen Korn.
Wenn ich dann noch traurig bin,
Trink ich noch 'n Korn.
Wenn ich dann noch traurig bin,
Trink ich noch 'n Korn.
Und wenn ich dann noch traurig bin,
Fang ich an von vorn.«

HEINZ ERHARDT

»Gegen den Katzenjammer hilft
nur der Branntwein, und nicht
Gewissensbisse oder Zähneknirschen.«

MAXIM GORKI

Aber sowohl **Gorki** als auch **Erhardt** greifen damit natürlich viel zu kurz. Jeder weiß heutzutage, dass das reine Betäuben wenig bringt. **Homer Simpson**, Arbeiter, Trinker und Teilzeitphilosoph aus Springfield/USA, hat in diesem Zusammenhang auf ein interessantes Paradoxon hingewiesen:

»Bier ist die Ursache aller Probleme im Leben.
Und die Lösung.«

HOMER SIMPSON

Das lässt uns einigermaßen ratlos zurück. Aber schließlich hat eben jener **Homer Simpson** selbst die Vermutung widerlegt, Probleme und Sorgen seien durch Alkohol zu lösen. Da muss anderes her.

»Die Antworten auf die Fragen des Lebens
findet man nicht auf dem Boden einer Flasche.
Man findet sie im Fernsehen.«

HOMER SIMPSON

Neben den erwünschten Nebenwirkungen des Alkohols, nämlich der Entwicklung von guter Laune wie auch dem (zumindest vorübergehenden) Eindämmen von Sorgen, gibt es laut unseres Fachgremiums eine weitere nicht zu vernachlässigende Eigenschaft: Alkohol macht aus Männlein echte Kerle, aus Blindgängern Durchblicker:

»Der Wein wandelt den Maulwurf zum Adler.«
CHARLES BAUDELAIRE

Dabei sind Frauen schon irgendwie ein Hemmschuh. Nicht jede versteht, dass das Trinken eine feine Sache sein kann.

»Der Schnaps ist ein vortrefflich Ding,
Die Frauen achten's leider zu gering.«
WILHELM BUSCH

Vielleicht ist Fusel ja ohnehin nur was für Männer, für Kerle und Kumpels.

»Kameradschaft und Alkohol waren siamesische
Zwillinge. Sie waren unzertrennlich.«
JACK LONDON

Humphrey Bogart kann seiner Kleinen jedoch stets gelassen in die glasigen Augen schauen, denn er weiß:

»Man muss dem Leben immer um
mindestens einen Whisky voraus sein.«
HUMPHREY BOGART

Niemals unterschätzen darf man – laut unseren Männern – zudem den Alkohol als Katalysator der Kreativität. Wie viel an großer Kunst, an mitreißender Literatur ist allein dadurch so unverwechselbar und grandios geworden, dass derjenige, der sie erschuf, nicht mehr ganz nüchtern war? Wir wissen es nicht, aber auch hier geben unsere Männer Einblick in die Welt ihrer Inspiration:

»Whiskey macht kreativ.«
LEMMY KILMISTER

»Die chemische Analyse der sogenannten
dichterischen Inspiration ergibt 99 Prozent Whisky
und 1 Prozent Schweiß.«
WILLIAM FAULKNER

»Der Schnaps steigt in das Gehirn, macht es sinnig,
schnell und erfinderisch, voll von feurigen und
schönen Bildern.«
WILLIAM SHAKESPEARE

»Ich verstehe nicht, weshalb man so viel Wesens
um die Technik des Komödienschreibens macht.
Man braucht doch nur die Feder in ein
Whisky-Glas zu tauchen.«
OSCAR WILDE

»Solange man nüchtern ist, gefällt das Schlechte.
Wie man getrunken hat, weiß man das Rechte.«
JOHANN WOLFGANG VON GOETHE

»Ebenfalls, so schäumet hier,
Geist- und phantasieanregend,
Holder Bock, das beste Bier.«
HEINRICH HEINE

»Die erste Pflicht der Musensöhne
Ist, dass man sich ans Bier gewöhne.«
WILHELM BUSCH

»Warum ich trinke?
Damit ich Poetisches schreiben kann.«
JIM MORRISON

»Der Petersen hat ja Alkohol gehasst.
Da hab' ich beim Dreh halt LSD genommen.«
MARTIN SEMMELROGGE

Generell sorgt Alkohol auch für ein gerüttelt Maß an Gelassenheit. Der Trinker hat es erstens nicht mehr so eilig und entwickelt zweitens auch einen ganz neuen Begriff von Zeit – ganz egal, ob er nun Theologe oder Profi-Fußballer ist.

»Ich sitze hier und trinke mein gutes
Wittenbergisch' Bier, und das Reich Gottes
kommt von ganz alleine.«
MARTIN LUTHER

»Wunderliche Gedanken, seltsame Phantasien
ziehen durch meinen Kopf
und verschwinden wieder.
Was schert mich das Vergehen der Stunden:
Heute trinke ich Bier.«
EDGAR ALLAN POE

»Ich sitze vor meiner Tür, rauche eine Zigarette
und schlürfe meinen Absinth, ich genieße jeden Tag
und bin ohne Sorgen.«
PAUL GAUGUIN

»Das Gute am Weißbier: Es kann von elf Uhr
morgens bis zum Frühstück getrunken werden.«
KLAUS AUGENTHALER

»Die Vögel haben noch nicht gezwitschert,
als ich gegangen bin.«
MARIO BASLER

Selbst Sportler ziehen also – wie man an den letzten beiden Beispielen sieht – einen Gewinn aus dem Genuss von Alkohol. Ähnliches berichtete **Paul Gascoigne**, einer der größten und leider auch abgestürztesten Fußballer, die England je hervorbrachte:

»Ich hatte eine doppelten Brandy vor einem Spiel,
aber zuvor waren schon mal vier Flaschen Whisky.
Nicht mehr. Mir ging es gut.
Ich trank Wein nach dem Spiel.
Aber es war nur ein Schluck.«
PAUL GASCOIGNE

Und es gab Schauspieler, die mussten zum Darstellen der Trunkenheit nüchtern sein, so paradox es klingen mag.

»Wenn ich Betrunkene spielte, musste ich immer
nüchtern bleiben, weil ich nicht wusste, wie es geht,
wenn ich betrunken war.«
RICHARD BURTON

»Werde nüchtern und du wirst alles sehen
und hören, was du vorher gut übersehen und
überhören konntest.«
SAMMY DAVIS JR.

Oder Politiker. Auch sie brauchen den richtigen Antrieb, um zu arbeiten, wie **Gerhard Schröder**, als er die legendären Worte rief, die sogar zum Gegenstand eines Stefan-Raab-Songs wurden:

»Hol' mir mal 'ne Flasche Bier,
sonst streik ich hier und schreibe nicht weiter!«
GERHARD SCHRÖDER

Alkohol, mit Vernunft genossen, soll also positive Auswirkungen haben. Die kann man auch in den Weisheiten unserer betrunkenen Männer zum Thema Alkohol finden. **Dylan Thomas** vermeldete:

»Ein Alkoholiker ist jemand, den du nicht magst
und der genauso viel trinkt wie du.«
DYLAN THOMAS

»Das war eine großartige Zeit, der Sommer '71.
Ich erinnere mich nicht dran, aber ich werde ihn nie
vergessen.«
LEMMY KILMISTER

Während **Joachim Ringelnatz** für sich entdeckte, dass er ganz gerne Joachim Ringelnatz ist, und nicht etwa jemand (oder etwas) anderes:

»Bernhardiner ist das Letzte, was ich sein möchte.
Dauernd die Flasche am Hals,
und niemals trinken dürfen!«
JOACHIM RINGELNATZ

Aber nicht nur die geistigen und körperlichen Fähigkeiten von Leuten, die ohnehin schon Genies sind, scheinen sich durch Alkoholgenuss zu verfeinern. Nein, man sollte auch den alltäglichen Nutzwert nicht außer Acht lassen. Alkohol hilft bei allerlei möglichen und unmöglichen Situationen.

»Man sollte immer eine Flasche Whisky dabei
haben, für den Fall eines Schlangenbisses.
Und außerdem sollte man immer eine kleine
Schlange dabei haben.«

W. C. FIELDS

»Wenn man viel getrunken hat,
fällt ja so vieles leichter.«

HEINER LAUTERBACH

»Ich bin für alles dankbar,
was einen durch die Nacht bringt.
Seien es Gebete, Tranquilizer oder
eine Flasche Jack Daniels.«

FRANK SINATRA

»Alkohol gibt dir unendliche Geduld,
um Dummheit zu ertragen.«

SAMMY DAVIS JR.

»Ein intelligenter Mensch ist manchmal gezwungen,
sich zu betrinken, um Zeit mit Narren
zu verbringen.«

ERNEST HEMINGWAY

Es gibt also gute Gründe und erst recht passable und weltgeschichtlich bewährte Entschuldigungen, sich mal einen oder mehrere zu genehmigen. Wenn doch nur die Folgen nicht wären: *der Tag danach* nämlich. Mit zunehmendem Alter auch im Plural: Die Tage danach.

»Ich fühle mich, als wäre ein Zwerg mit
dreckigen Füßen die ganze Nacht auf
meiner Zunge herumgelaufen.«

W. C. FIELDS

»Manchmal hat man auch das Falsche gegessen,
es muss nicht unbedingt am Trinken liegen.«

DIETHER KREBS

»Ich kriege keinen Kater. Du musst mit dem
Trinken *aufhören*, um einen Kater zu bekommen.
Warum aufhören? Ich mag den Geschmack.
Ich werde nicht mehr betrunken.«

LEMMY KILMISTER

»Der Trick, dass man keinen Kater bekommt,
besteht darin, nicht mit dem
Trinken aufzuhören!«

CHARLIE HARPER

»Große Ereignisse werfen ihre Schatten
unter die Augen.«

UDO LINDENBERG

Angeraten ist weiterhin, einen solchen Hangover-Tag sehr moderat zu beginnen. Das rät der Experte **W. C. Fields.**

»Vor dem Frühstück habe ich nie etwas
Stärkeres getrunken als Gin.«
W.C. FIELDS

Aber dem Kater liegt auch ein besonderer Zauber inne. Denn es kann nur besser werden.

»Ich würde es hassen, ein Abstinenzler zu sein.
Man stelle sich vor, man fühlte sich schon am frühen
Morgen so gut wie den ganzen Tag.«
DEAN MARTIN

Wem das alles nicht zusagt und wer nach einem Kater nur eine Lösung sieht, nämlich die totale und sofortige Abstinenz, der sollte sich keine allzu großen Sorgen machen.

»Nun sage keiner, man könne dem Trinken
nicht abschwören.
Das ist leicht. Ich habe es schon tausendmal getan.«
W. C. FIELDS

KAPITEL DREI

»DIE FREUNDE, DIE MAN UM VIER UHR MORGENS ANRUFEN KANN, DIE ZÄHLEN.«

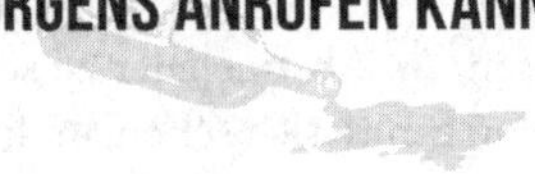

SCHLAUES UND NETTES ÜBER FREUNDSCHAFTEN

Da wäre also die Sache mit der Freundschaft. Bevor wir uns im weiteren Fortgang dieser Abhandlung natürlich auch den heiß diskutierten und kontroversen Themen wie Liebe oder Frauen zuwenden, hier noch einige lose Gedanken unserer betrunkenen Männer zur Freundschaft.

Beginnen wir mit einem unserer am häufigsten zitierten Säufer, dem guten alten **Johann Wolfgang von Goethe**, der einst Folgendes zum Thema feststellte:

»Die Welt ist so leer, wenn man nur Berge,
Flüsse und Städte darin denkt; aber hier und
da jemand zu wissen, der mit uns übereinstimmt,
mit dem wir auch stillschweigend fortleben,
das macht uns dieses Erdenrund erst zu einem
bewohnten Garten.«

JOHANN WOLFGANG VON GOETHE

Das ist hübsch, natürlich und – wie sollte es bei Goethe auch anders sein – sehr poetisch. Aber eben auch sehr 18. Jahrhundert. Etwas pragmatischer sprach da schon **Otto von Bismarck** gut hundert Jahre später.

»Ein bisschen Freundschaft ist mir mehr wert
als die Bewunderung der ganzen Welt.«
OTTO VON BISMARCK

Für eine noch deutlichere und modernere Darstellung, die deswegen nicht minder poetisch sein muss, eignet sich **Henry Miller**:

»Ein Leben ohne Freunde ist kein Leben,
wie behaglich und gesichert es auch sein mag.
Wenn ich Freunde sage, meine ich Freunde.
Nicht irgendwer, nicht jeder kann dein Freund sein.
Es muss jemand sein,
der dir so nah ist wie deine Haut,
jemand, der deinem Leben Farbe, Dramatik,
Bedeutung verleiht.
Irgendetwas jenseits der Liebe,
das dennoch Liebe mit einschließt.«
HENRY MILLER

Ein Freund ist nah wie die Haut, verleiht dem Leben Bedeutung und Dramatik … wow! Für **Miller** war das Thema der Freundschaft offenbar besonders wichtig, denn er hatte noch weitere, nicht minder beeindruckende Gedanken dazu:

»Ein Freund stattet einen mit tausend Augen aus,
wie die Göttin Indra.
Durch seine Freunde lebt man ungezählte Leben.
Man sieht in anderen Dimensionen.
Man lebt, das Obere nach unten
und das Innere nach außen gekehrt.
Man ist niemals allein.«
HENRY MILLER

Hiermit wären wir schon bei den ersten Auswahlkriterien. Schließlich *kann* nicht jeder ein Freund sein, und es *sollte* auch beileibe nicht jeder sein. Doch zunächst fragen wir uns: Wie beginnt man eigentlich eine gute Freundschaft? Und wir sprechen hier nicht nur von der kernigen Männerfreundschaft, wir lassen die Frage des Geschlechts bewusst offen. **George Washington** rät uns, wählerisch und wachsam zu sein, **Oscar Wilde** bleibt sich treu und erst mal charmant.

»Sei höflich zu allen, aber freundschaftlich mit
wenigen; und diese wenigen sollen sich bewähren,
ehe du ihnen Vertrauen schenkst.«

GEORGE WASHINGTON

»Eine Bekanntschaft, die mit einem Kompliment
begonnen wurde, hat alle Aussicht, sich zu einer
echten Freundschaft zu entwickeln.«

OSCAR WILDE

Nun aber endlich zu den Kriterien. Wir wollen doch wissen: Wodurch zeichnet sich ein echter Freund aus? Unsere betrunkenen Männer wissen das natürlich.

»Die Freunde, die man um vier Uhr morgens
anrufen kann, die zählen.«

MARLENE DIETRICH

»Ein wahrer Freund zeigt sich darin, dass er
für einen Partei ergreift, wenn man unrecht hat.
Ist man im Recht, hat man sowieso fast alle
auf seiner Seite.«

MARK TWAIN

»Wahre Freundschaft kann nur beruhen
auf der Verbindung ähnlicher Naturen.«

LUDWIG VAN BEETHOVEN

»Für gewöhnlich merke ich sehr bald,
ob mit jemandem eine Freundschaft möglich ist.
Zum Beispiel daran, dass man Sätze nicht
zu Ende sprechen muss.«

TRUMAN CAPOTE

»Wahre Mittheilung findet nur unter
Gleichgesinnten, Gleichdenkenden statt.«

NOVALIS

»Ein Freund ist jemand, der weiß,
dass man ihn gerade braucht.«

OSCAR WILDE

»Gute Freunde sind Menschen,
die sehr weit weg wohnen.«

ALFRED HITCHCOCK

»Ältere Bekanntschaften und Freundschaften haben
vor neuen hauptsächlich das voraus, dass man sich
einander schon viel verziehen hat.«

JOHANN WOLFGANG VON GOETHE

Gut, zugegeben, da hat sich eine Frau dazwischengemogelt. Aber wenn man weiß, wie oft und gerne sie sich dem Alkohol zuwandte, dann passt sie doch zweifellos in diese illustre Runde.

Natürlich ist eine Freundschaft keine Einbahnstraße, bei der einer erfüllt, was der andere sich wünscht. Gehen wir auf der Zeitschiene ein wenig weiter zurück, denn bereits **Gottfried Keller** forderte nachdrücklich:

»Diene deinen Freunden, ohne zu rechnen.«
GOTTFRIED KELLER

Der französische Pilot, Schriftsteller und Poesiealben-Protagonist **Antoine de Saint-Exupéry** erinnert in gewohnt gefühligem Tonfall an die Pflichten, die von beiden Seiten zu erfüllen sind, und fordert ein Gleichgewicht, das zwischen zwei guten Freunden herrschen sollte.

»Je mehr du gibst, um so mehr wächst du.
Es muss aber einer da sein, der empfangen kann.
Und es ist kein Geben, wenn man
dabei nur verliert.«
ANTOINE DE SAINT-EXUPÉRY

Und aufgepasst, wenn eine Frau ins Spiel kommt! Nichts bedroht eine Männerfreundschaft so sehr wie eine interessante Frau.

»Der Freund hört auf in der Geliebten.«
FRIEDRICH SCHILLER

Und wie leicht gerät man doch an falsche Freunde …

»Solange du glücklich bist,
wirst du viele Freunde haben.
Wenn die Zeiten bewölkt sein werden,
wirst du allein sein.«
OVID

»Behalte deine Freunde im Auge,
deine Feinde kümmern sich um sich selbst.«
J. R. EWING

»Es ist besser, sich mit zuverlässigen Feinden
zu umgeben, als mit unzuverlässigen Freunden.«
JOHN STEINBECK

Es heißt also: Augen auf bei der Freundeswahl! Deshalb hier noch zwei ungewöhnliche Vorschläge für passable ›Freunde‹ aus berufenem Munde:

»Ich weiß, dass Mensch und Fisch
friedlich zusammenleben können.«
GEORGE W. BUSH

»Fernsehen! Lehrer. Mutter. Geliebte.«
HOMER SIMPSON

Kehren wir noch einmal zurück zu der normalen Freundschaft zwischen Männern (oder zwischen Männern und Frauen). Auch echte Freunde vertragen sich nicht immer. Auch echte Freunde haben mit Schwierigkeiten zu kämpfen! Auch echte Freundschaften müssen sich bewähren und über Neid und Missgunst erhaben sein. Das wissen unsere Männer, und sie erheben mahnend ihre zittrigen Zeigefinger.

»Wenn zwei Menschen immer dasselbe denken,
ist einer von ihnen überflüssig.«
WINSTON CHURCHILL

»Wahre Freundschaft:
eine sehr langsam wachsende Pflanze.«
GEORGE WASHINGTON

»Nur unsere äußeren Schicksale interessieren die
Menschen, die inneren nur den Freund.«
HEINRICH VON KLEIST

»Man kann leicht am Leid
des Freundes teilnehmen.
Viel schwerer fällt es, an seinen Erfolgen
Freude zu haben.«
OSCAR WILDE

»Wer auf meiner Beerdigung weint,
mit dem spreche ich nie mehr ein Wort.«
STAN LAUREL

»Man kann immer nett zu jenen sein,
die uns nichts angehen.«
OSCAR WILDE

Abschließend noch zwei widersprüchliche Gedanken zu den Komplexen ›Lass uns Freunde bleiben‹ respektive ›Freundschaft zwischen Frauen und Männern‹. **Heinrich Heine** sieht die Freundschaft eher als Krönung und Weiterentwicklung der Beziehung, **Oscar Wilde** schließt Freundschaft zwischen den Geschlechtern dagegen kategorisch aus.

»Hat man die Liebe durchgeliebt,
fängt man die Freundschaft an.«

HEINRICH HEINE

»Zwischen Männern und Frauen ist
keine Freundschaft möglich.
Da gibt es nur Leidenschaften:
Feindschaft, Anbetung, Liebe –
aber keine Freundschaft.«

OSCAR WILDE

Und so kann schließlich auch der an sich sehr traurige Gedanke an das gute Ende einer Freundschaft eigentlich nur von **Oscar Wilde** kommen. Und somit trotzdem sehr hübsch sein:

»Lachen ist nicht der schlechteste Anfang einer
Freundschaft und bei Weitem das beste Ende.«

OSCAR WILDE

KAPITEL VIER

»AUS EINEM VERZAGTEN ARSCH KOMMT KEIN FRÖHLICHER FURZ!«

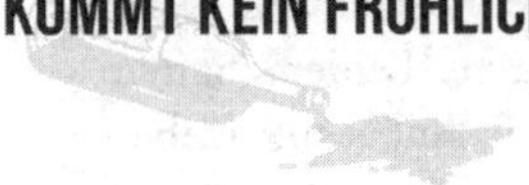

WIE MAN GLÜCKLICH WIRD

Jede Buchhandlung, egal wie winzig und speziell sie sortiert ist, hat mehrere Regalmeter mit Ratgebern zum Thema unserer Zeit: Wie werde ich glücklich? Oder zumindest weniger unglücklich? (Und ganz in der Nähe davon stehen meist die Ratgeber zum Thema ›Partnerschaft und Ehe‹ – als ob es da einen Zusammenhang gäbe!)

Nach allgemeiner Ansicht lässt sich mit solcherlei Machwerken also gutes Geld verdienen. Aber glücklich werden in erster Linie die Autoren nach einem Blick auf ihre Halbjahresabrechnung vom Verlag. Und selbiger nach dem Studium der Bestsellerlisten. Von den Käufern und Lesern ist es unseren unvollständigen Nachforschungen und nicht repräsentativen Umfragen zufolge allerdings noch niemandem ge-»glückt«. Mithilfe der dahergeschwafelten Binsenweisheiten, wie zum Beispiel der, das Glas halb voll und nicht halb leer zu sehen, nicht über verschüttete Milch zu weinen und so weiter und so fort, erscheint das auch sehr fragwürdig.

Vielleicht liegt der Fehler allein darin, dass uns entweder zappelige Comedians oder aber verhärmte Psychologen erklären wollen, wie Glück funktioniert. Vielleicht sollten es besser unsere betrunkenen Männer tun, denen das Leben nichts mehr vormachen kann, die probiert haben, wie billiger Wodka die Kehle lackiert und die uns erzählen können, wie das Holz der Theke einer siffigen Spelunke riecht. Männer, die wissen, wie man unglücklich ist, und deshalb auch das Glück genau definieren können. Kurzum: Der Betrunkene weiß, was Unglück ist. Und Glück. Schließlich sind beide Gemütszustände gleichermaßen gute Gründe, sich zu betrinken.

Zurück zum Thema dieses Kapitels. Optimismus und Glück sind eine Sache. Aber schließlich sind wir alle in erster Linie unglücklich und unzufrieden, denn irgendwas fehlt ja immer. Analysieren wir diesen Zustand. Sicher ist: Glücklich sein ist irgendwie besser als unglücklich sein. Schon **Martin Luther** und andere mahnen deshalb zur gediegenen Ausgelassenheit:

»Aus einem verzagten Arsch kommt
kein fröhlicher Furz!«

MARTIN LUTHER

»Die Welt ist so schön und wert,
dass man um sie kämpft.«

ERNEST HEMINGWAY

»Doch niemand heilt durch Jammern seinen Harm!«

WILLIAM SHAKESPEARE

Ja, ja. Schon klar. Natürlich ist durch Jammern allein nichts gewonnen. Binsenweisheiten! Aber was konkret soll man denn nun tun? Unsere betrunkenen Männer wissen es natürlich. Beginnen wir mit **Fjodor Dostojewski**, der es sich einfach macht – vielleicht zu einfach. Doch ihm zufolge scheint es nicht schwer zu sein, umgehend glücklich zu werden.

»Der Mensch ist unglücklich, weil er nicht weiß,
dass er glücklich ist. Nur deshalb. Das ist alles, alles!
Wer das erkennt, der wird gleich glücklich sein,
sofort, im selben Augenblick.«

FJODOR DOSTOJEWSKI

Na gut, da bleiben doch ein paar Zweifelchen. Aber auch andere schimpfen erst mal über unsere Weinerlichkeit. Nicht nur, weil es vollkommenes Glück sowieso nicht gibt, sondern weil es überhaupt und immer Definitionssache ist. Wenn es sogar Privilegierte wie Könige nicht leicht haben …

»So legt, ihr Niedern, nieder euch, beglückt:
Schwer ruht das Haupt, das eine Krone drückt!«

WILLIAM SHAKESPEARE

»Es gibt kein vollkommenes Glück.«

HORAZ

»Life happens. Es gibt keinen Grund,
sich aufzuregen oder niedergeschlagen zu sein,
über etwas, das man sowieso nicht kontrollieren
oder ändern kann.«

AMY WINEHOUSE

»Ich wälze nicht schwere Probleme
und spreche nicht über die Zeit.
Ich weiß nicht, wohin ich dann käme,
ich weiß nur, ich käme nicht weit.«

HEINZ ERHARDT

»Pech ist die Würze des Glücks.«

HANS FALLADA

»Ich glaube nicht, dass jemand total glücklich sein kann.
Wenn du total glücklich bist, dann bist du ein jämmerlicher Mensch, denn das Gras ist immer grüner auf der anderen Seite. Es muss so sein.«
ROBBIE WILLIAMS

Und überhaupt: Irgendwann kommt das Glück sowieso von selbst. Besonders wenn man ganz unten ist und nichts mehr erwartet. Man muss nur warten können. Und die Augen aufmachen.

»Unverhofft wird dereinst die glückliche Stunde dir kommen.«
HORAZ

»Glück ist Talent für das Schicksal.«
NOVALIS

»Menschliches Glück stammt nicht so sehr aus großen Glücksfällen, die sich selten ereignen, als vielmehr aus kleinen glücklichen Umständen, die jeden Tag vorkommen.«
BENJAMIN FRANKLIN

»Das, worauf es im Leben ankommt, können wir nicht vorausberechnen.
Die schönste Freude erlebt man immer da, wo man sie am wenigsten erwartet hat.«
ANTOINE DE SAINT-EXUPÉRY

»Mit der Hoffnungslosigkeit beginnt der
wahre Optimismus.«
JEAN-PAUL SARTRE

»Ein tiefer Fall führt oft zu höherm Glück.«
WILLIAM SHAKESPEARE

Wem das allein nicht hilft, und wir fürchten, es sind nicht wenige, dem müssen wir noch ein paar Weisheiten an die Hand geben. Konkrete Handlungsanweisungen nämlich. Erstaunlich einig ist man sich aufseiten der betrunkenen Männer, dass man jederzeit etwas zur Erhöhung des eigenen Glücksgefühls tun kann. Vieles ist recht einfach umzusetzen, ziemlich preisgünstig und jederzeit zu erleben. Und sogar vom Gesetzgeber erlaubt.

»Glück entsteht oft durch Aufmerksamkeit
in kleinen Dingen, Unglück oft durch die
Vernachlässigung kleiner Dinge.«
WILHELM BUSCH

»Gib jedem Tag die Chance,
der schönste deines Lebens zu werden.«
MARK TWAIN

»Nichts tut der Seele besser,
als jemandem seine Traurigkeit abzunehmen.«
PAUL VERLAINE

»Es gibt kein größeres Vergnügen, als dass man
einem Menschen mehr gibt, als er erwartet hatte.«
CHARLES BAUDELAIRE

»Durch Umgang mit Kindern gesundet die Seele.«

FJODOR DOSTOJEWSKI

»Nicht im Wissen liegt das Glück,
sondern im Erwerben von Wissen.«

EDGAR ALLAN POE

»Man muss die Welt aushalten. Spaß haben.
Nett sein zu den Frauen.
Arschlöchern sagen, dass sie sich verpissen sollen.
Oder? So geht's.«

LEMMY KILMISTER

»Das Glück, kein Reiter wird's erjagen,
Es ist nicht dort und ist nicht hier.
Lern überwinden, lern entsagen,
Und ungeahnt erblüht es dir.«

THEODOR FONTANE

»Die Phantasie tröstet die Menschen über das hinweg, was sie nicht sein können, und der Humor über das, was sie tatsächlich sind.«

ALBERT CAMUS

»Ich habe viel von meinem Geld für Alkohol,
Weiber und schnelle Autos ausgegeben.
Den Rest habe ich einfach verprasst.«

GEORGE BEST

»Ein Optimist ist ein Mensch, der ein Dutzend
Austern bestellt, in der Hoffnung,
sie mit der Perle, die er darin findet,
bezahlen zu können.«

THEODOR FONTANE

»Freude, mein Lieber, ist die Medizin dieses Lebens!
Ich freue mich, wenn ich Gutes von anderen höre,
wenn irgendjemand auf unserer traurigen Erde
glücklich ist, ja selbst, wenn mein Hund mit dem
Schwanz wedelt und die Katzen in irgendeiner Ecke
zufrieden schnurren.«

ERNEST HEMINGWAY

»Glücklich sind, die erfahren, was man an ihnen
aussetzt, und sich darnach bessern können.«

WILLIAM SHAKESPEARE

»Ich habe einen ganz einfachen Geschmack:
Ich bin immer mit dem Besten zufrieden.«

OSCAR WILDE

»Glücklich, wer, was er liebt,
tapfer zu verteidigen wagt.«

OVID

»Du siehst Dinge und fragst: Warum?
Ich träume Dinge und frage: Warum nicht?«

GEORGE BERNARD SHAW

»Der Blick in den Sternenhimmel und
ein Ohr voller Musik vor dem Zubettgehen,
das ist besser als alle deine Schlafmittel.«

HERMANN HESSE

»Schenke groß oder klein,
Aber immer gediegen.
Wenn die Bedachten
Die Gaben wiegen,
Sei dein Gewissen rein.
Schenke herzlich und frei.
Schenke dabei,
Was in dir wohnt
An Meinung, Geschmack und Humor,
sodass die eigene Freude zuvor
Dich reichlich belohnt.
Schenke mit Geist ohne List.
Sei eingedenk,
Dass dein Geschenk
Du selber bist.«

JOACHIM RINGELNATZ

»Ich wünsche jedem von euch die Gelegenheit
zu Freundschaftsdiensten, zu erfahren, wie glücklich
es macht, glücklich zu machen!«

ERICH KÄSTNER

»Mit Kummer kann man allein fertig werden,
aber um sich aus vollem Herzen freuen zu können,
muss man die Freude teilen.«

MARK TWAIN

Immer noch nicht überzeugt? Vielleicht muss man sich auch einfach nur bewusst machen, dass es einem doch sooo schlecht auch wieder nicht geht. Wir sind gesund, leben in Freiheit, sind leidlich wohlhabend …

»Glück, das ist einfach eine gute Gesundheit
und ein schlechtes Gedächtnis.«

ERNEST HEMINGWAY

»Wenn es morgens um sechs Uhr
an meiner Tür läutet, und ich kann sicher sein,
dass es der Milchmann ist, dann weiß ich,
dass ich in einer Demokratie lebe.«

WINSTON CHURCHILL

»Gerade das ist es ja, das Leben, wenn es schön und glücklich ist … ein Spiel! Natürlich kann man auch alles mögliche andere aus ihm machen, eine Pflicht oder einen Krieg oder ein Gefängnis, aber es wird dadurch nicht hübscher.«

HERMANN HESSE

»Vergnügen ist das Einzige, wofür man leben sollte.
Nichts macht so alt wie das Glück.«

OSCAR WILDE

»Ich habe viel Ähnlichkeit mit Buddha, jawohl.
Ich sitze nur da und sehe zu,
wie die ganze Scheiße vorbeizieht.«

LEMMY KILMISTER

»Weine nicht über verschüttete Milch,
denn sie hätte ja vergiftet sein können.«
W. C. FIELDS

»Wenn man glücklich ist,
soll man nicht noch glücklicher sein wollen.«
THEODOR FONTANE

»Bald wird es gleichgültig sein,
ob man glücklich oder unglücklich ist,
weil man für beides keine Zeit haben wird.«
TENNESSEE WILLIAMS

»Ein jeder Wunsch, wenn er erfüllt,
kriegt augenblicklich Junge.«
WILHELM BUSCH

KAPITEL FÜNF

»WAS WILLST DU VON MIR, FRAU?«

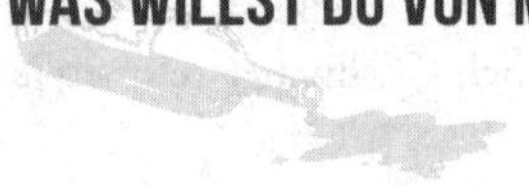

BETRUNKENE MÄNNER RÄTSELN ÜBER DAS SCHÖNE GESCHLECHT

Männer haben's nicht leicht. Dabei *sind* sie so leicht – zu durchschauen nämlich. Wenn ein Mann etwas will, dann sagt er es. Wenn nicht, dann vergisst er's. Wenn Frau etwas will, dann macht sie Andeutungen, sehr, sehr vage Andeutungen. Und sie vergisst nicht. Nichts. Niemals. Dieses zentrale Thema unseres kleinen Vademecums befasst sich mit der Frau im Allgemeinen und im Speziellen. Zur besseren Übersicht haben wir es in fünf Teile unterteilt. Mit Sätzen zum Zustimmen und Tipps zur besseren Handhabung der Frau als solcher.

1. DAS ›SCHÖNE‹ GESCHLECHT

Natürlich lieben die Männer schöne Frauen. Aber die Vorstellungen von Schönheit scheinen doch sehr verschieden zu sein. Nicht unter den Männern, sondern zwischen Frauen und Männern. Auf vieles, was Frauen tun, um ihr Aussehen zu optimieren, reagieren Männer eher verstört.

> »Frauen tun für ihr Äußeres Dinge, für die jeder Gebrauchtwagenhändler ins Gefängnis kommt.«
>
> NICK NOLTE

»Kosmetik ist das Fremdwort für chemische Waffen
im Kampf der Geschlechter.«

FRIEDRICH DÜRRENMATT

»Make-up und Parfüm sind die chemische Kriegsführung der Frau zur Eroberung des Mannes.«

PETER SELLERS

»Heute sehen viele Mädchen so aus wie Männer,
die wie Mädchen aussehen.«

JOHN WAYNE

»Frauen haben einen großen Nachteil.
Sie halten sich alle für Schauspielerinnen
und zeigen nie ihr wahres Gesicht.«

ROD STEWART

»Am schönsten sind die Frauen so,
wie Gott sie geschaffen hat;
die Schneider können sie nur verderben.«

PAUL GAUGUIN

Daraus lässt sich schließen, dass vielleicht etwas weniger Schminke und etwas mehr Natürlichkeit und Fingerspitzengefühl bei der Kleiderwahl zielführend sind. Wobei es ja modische Wagnisse gibt, die den Mann an sich schon sehr beeindrucken. Die erste Grundregel ist jedoch: Mund halten. Oder wenigstens nichts sagen, was den Mann überfordert.

»Den Frauen ist es gelungen, die Physik auf den
Kopf zu stellen: Je kürzer die Höschen,
desto mehr Hitze geht von ihnen aus.«
PETER SELLERS

»Die perfekte Frau mit Geheimnis ist die,
die blond ist, scharfsinnig und nordisch.«
ALFRED HITCHCOCK

»Frauen sind ein dekoratives Geschlecht.
Sie haben nie irgendetwas zu sagen,
aber sie sagen es entzückend.«
OSCAR WILDE

Weitere wichtige Accessoires sind ein schöner Charakter und eine Prise Charme sowie die richtige Begleitung.

»Der Weiber Freundlichkeit, nicht schöne Augen,
gewinnt mein Herz.«
WILLIAM SHAKESPEARE

»Je bedeutender eine Frau ist,
desto unwiderstehlicher ist unser Drang,
dafür zu sorgen, dass sie rot wird.«
MAXIM GORKI

»Nichts macht eine Frau so schnell alt, als wenn sie
mit einem Durchschnittsmann verheiratet ist.«
OSCAR WILDE

Man hüte sich vor dem weiblichen Scharfsinn. Noch keinem Mann ist es gut bekommen, eine Frau zu unterschätzen. Frauenkenner und Männerliebhaber **Oscar Wilde** meint zwar:

»Die Frauen haben einen wunderbaren Instinkt
für die Dinge. Sie bemerken alles, mit Ausnahme
des Selbstverständlichen.«

OSCAR WILDE

Aber schon **Horaz** wusste, was **Amy Winehouse** bestätigen konnte: Der Mann blickt in die Ferne, auf das große Ganze. Aber der Teufel liegt eben gern mal im Detail!

»Hört auf der klugen Frauen Urteil;
denn ihnen schenkten die Götter die Gabe,
mancherlei zu schauen, was unserem Auge entgeht.
Sind unsere Blicke auch klarer,
so sind sie in die Weite gerichtet;
ihre Blicke aber sind schärfer für das,
was im Umkreis geschieht.«

HORAZ

»Mädchen reden untereinander nicht anders,
als Jungs es tun.
Aber Mädchen haben ein Auge fürs Detail.«

AMY WINEHOUSE

Im Umgang mit Männern sind Frauen aber auch … eigen. Das sollte man vor allem in der akuten Werbungsphase stets beachten. Die Beobachtungen und Feldforschungen unserer betrunkenen Männer haben interessante Ergebnisse zutage gefördert – nicht immer charmant, aber das sind wir ja mittlerweile gewohnt.

Alfred Hitchcock weist in einer kleinen Abhandlung darauf hin, dass man nicht immer das Offensichtliche glauben soll. Männer tun das ja gerne. Aber stille Wasser sind bekanntlich tief. Und trüb …

»Ich glaube, die in sexueller Hinsicht interessantesten Frauen sind die Engländerinnen. Ich finde, die englischen Frauen, die Schwedinnen, die Norddeutschen und die Skandinavierinnen sind interessanter als die romanischen, die Italienerinnen und die Französinnen. Der Sex darf nicht gleich ins Auge stechen. Eine junge Engländerin mag daherkommen wie eine Lehrerin, aber wenn Sie mit ihr in ein Taxi steigen, überrascht sie Sie damit, dass sie Ihnen in den Hosenschlitz greift.«

ALFRED HITCHCOCK

Allgemeiner bleiben die anderen Protagonisten Interessant ist zu Anfang die Einschätzung des Herrn **Hegel** aus dem Jahr 1833, gerade mit Blick auf Deutschlands derzeitiges Staatsoberhaupt. Und **Alfred Hitchcock**, uns als kultiger Grusel-Regisseur geläufig, scheint in den Frauen sein eigentliches Thema gefunden zu haben.

»Stehen Frauen an der Spitze der Regierung, so ist der Staat in Gefahr, denn sie handeln nicht nach den Anforderungen der Allgemeinheit, sondern nach zufälliger Neigung und Meinung.«

GEORG WILHELM FRIEDRICH HEGEL

»Wenn Frauen nicht mehr wissen, was sie tun sollen, ziehen sie sich aus. Und das ist wahrscheinlich das Beste, was Frauen tun können.«

SAMUEL BECKETT

»Eine Frau, die sich öffentlich auszieht,
gleicht einem Thriller-Regisseur, der im Vorspann
die Lösung bekannt gibt.«

ALFRED HITCHCOCK

»Das größte Geheimnis mancher umschwärmten
Frau liegt darin, dass sie gar keines hat.«

OSCAR WILDE

»Nein sagt ein Mädchen, weil's die Sitte will,
Und wünscht, dass es der Frager deut' als Ja.«

WILLIAM SHAKESPEARE

»Spannung ist wie eine Frau.
Je mehr der Phantasie überlassen bleibt,
desto größer wird die Erregung.«

ALFRED HITCHCOCK

»Frauen sind wie Kühlschränke!
Sie sind zwei Meter hoch, 300 Pfund schwer,
verbreiten Eiseskälte und ... oder nein!
Eine Frau ist doch eher wie ein Bier!
Schmeckt gut, sieht gut aus, und man würde
seine eigene Mutter wegstoßen,
um eins zu bekommen!
Doch bei einem bleibt es nicht!
Man will noch eine Frau trinken!«

HOMER SIMPSON

»Frauen verteidigen sich durch Angriff und
greifen an, indem sie sich plötzlich ergeben.«

OSCAR WILDE

»Was Frauen wirklich wollen,
liegt zwischen Konversation und Schokolade.«

MEL GIBSON

»Es heißt, ich hätte einen Doktortitel
im Fach Frauen.
Aber ich habe die Sache öfter verpatzt als
richtig gemacht. Ich bewundere Frauen.
Aber wie alle Männer verstehe ich sie nicht.«

FRANK SINATRA

»Das Ausgelachtwerden riskiert ein jeder,
der sich einem Mädchen nähert; das ist der Einsatz.
Also riskiere, und im schlimmsten Fall lass
dich eben auslachen.«

HERMANN HESSE

»Am Anfang widersteht eine Frau dem
Ansturm eines Mannes, am Ende verhindert
sie seinen Rückzug.«

OSCAR WILDE

»Ein Atomreaktor hat viel von einer Frau.
Du musst nur die Bedienungsanleitung lesen
und die richtigen Knöpfe drücken.«

HOMER SIMPSON

Aber wehe, man drückt die falschen! Fukushima und Tschernobyl waren Kindergeburtstage gegen das, was folgen kann. Auch das will uns **Simpson** mit seinen Worten sagen. Aber gehen wir nicht gleich vom Schlimmsten aus. Ganz besonders interessant sind die Verhaltensweisen einer Frau, wenn eine andere Frau auftaucht. Für Männer – scheinbar! – eine feine Sache, aber da denken sie wohl etwas zu naiv. Anfangs mag eine Nebenbuhlerin noch für Prickeln sorgen und die Frau laut **Baudelaire** auch jung erhalten. Aber im Grunde haben wir Männer nichts zu lachen.

»Der Mann braucht zum vollkommenen Glück
einen zuverlässigen Freund,
die Frau eine zuverlässige Feindin.«
TENNESSEE WILLIAMS

»Flirten ist etwas, wozu Frauen immer bereit sind,
solange andere Frauen zuschauen.«
OSCAR WILDE

»Eine Frau ohne Rivalin altert schnell.«
CHARLES BAUDELAIRE

»Eine Frau ist imstande, einen Mann nur deshalb zu
lieben, weil sie ihn einer anderen nicht gönnt.«
TENNESSEE WILLIAMS

»Unerträglich, dass Weiber für Weiberschwächen
solche Luchsaugen haben!«
FRIEDRICH SCHILLER

Gehen wir einen Schritt weiter. Die Frau ist erobert. Nun folgt das Unausweichliche: Beziehung, Verlobung, Ehe. Kein Grund für den Mann, sich beruhigt zurückzulehnen.

»Die meisten Frauen setzen alles daran, einen Mann
zu ändern, und wenn sie ihn dann geändert haben,
mögen sie ihn nicht mehr.«

MARLENE DIETRICH

»Frauen lieben die Besiegten,
aber sie betrügen sie mit den Siegern.

TENNESSEE WILLIAMS

»Die meisten Frauen, die auf den richtigen Mann
warten, amüsieren sich inzwischen ganz gut
mit dem falschen.«

NORMAN MAILER

»Jede Frau ist leicht zu trösten,
man braucht sie nur zu heiraten.«

PETER SELLERS

Doch die Klippen des männlichen Zweifels lassen sich umschiffen, und dann läuft das Schiff in den geruhsamen Hafen der Ehe ein. Wo es dann vor sich hin schimmelt, schließlich muss ein Schiff hinaus aufs weite Meer. Was dann folgt, lesen Sie in Kapitel sieben: Betrunkene Männer *analysieren die Ehe*. Aber wir schweifen ab. Was passiert also in einer langen Zweierbeziehung? Auf jeden Fall ist schnell klar, wer der Chef ist. Das wusste nicht nur der gute alte Geheimrat und Schwerenöter **Johann Wolfgang von Goethe**.

»Das weibliche Geschlecht hegt ein eignes, inneres, unwandelbares Interesse, von dem sie nichts in der Welt abtrünnig macht, im äußern geselligen Verhältnis hingegen lassen sie sich gern und leicht durch den Mann bestimmen, der sie eben beschäftigt, und so durch Abweisen wie durch Empfänglichkeit, durch Beharren und Nachgiebigkeit führen sie eigentlich das Regiment, dem sich in der gesitteten Welt kein Mann zu entziehen wagt.«

JOHANN WOLFGANG VON GOETHE

»Die Geschichte der Weiber ist die Geschichte der ärgsten Tyrannei, die die Welt gekannt hat. Nämlich der Tyrannei der Schwachen über die Starken.«

OSCAR WILDE

»Eine Frau ist ein Fulltime-Job. Man kann nicht noch nebenher etwas anderes machen.«

CHARLES BUKOWSKI

»Alle Frauen werden wie ihre Mütter,
das ist ihre Tragödie.
Kein Mann wird wie seine Mutter,
das ist seine Tragödie.«

OSCAR WILDE

»Fast jede Frau wäre gern treu. Schwierig ist es bloß, den Mann zu finden, dem man treu sein kann.«

MARLENE DIETRICH

Der Mann sollte jedoch tunlichst vermeiden, sich auf Affärchen und ähnlichen Schabernack einzulassen. Die Konsequenzen sind in jedem Fall unerbittlich. Auch wenn vermeintliche Kenner wie **Kleist** und **Harper** etwas anderes behaupten.

»Eine ahnungslose Frau ist eine glückliche Frau.«
CHARLIE HARPER

»Ein Weib glaubt gern an ihres Mannes Unschuld.«
HEINRICH VON KLEIST

»Frauen lechzen nach guten Entschuldigungen.
Schaufel drauf, was geht, bis Rosen darauf wachsen.«
CHARLIE HARPER

Andere wissen es da ein bisschen besser …

»Mit Frauen soll man sich nie unterstehn
zu scherzen.«
JOHANN WOLFGANG VON GOETHE

»Das gift'ge Schrei'n der eifersücht'gen Frau
Wirkt tödlicher als tollen Hundes Zahn.«
WILLIAM SHAKESPEARE

»Du weißt so lange nichts von einer Frau,
bis du ihr vor Gericht begegnest.«
NORMAN MAILER

»Frauen, die lange ein Auge zudrücken,
tun es am Ende nur noch, um zu zielen.«

HUMPHREY BOGART

3. DIE FRAU FÜRS LEBEN

Im besten Fall entwickelt sich eine langjährige, auf Liebe und Respekt basierende Beziehung, in der Mann und Frau sämtlichen Stürmen des Lebens standhalten. Ja, auch das soll es geben! Selbst einige unserer betrunkenen Männer haben durchaus gute Erfahrungen gemacht. Wir wissen natürlich nicht, in welchem Stadium ihrer jeweiligen Beziehung sie sich befanden, und wir wissen auch nicht, wie es später weiterging. Aber bis dahin fand sich doch eine ganze Reihe sehr schöner Liebeserklärungen und Feststellungen.

»Wenn auf Erden Glück möglich ist, dann erst,
wenn wir die Größe der Frau begriffen haben.«

MAXIM GORKI

»Das Flüstern einer schönen Frau hört man
weiter als den lautesten Ruf der Pflicht.«

PABLO PICASSO

»Ohne die Küche meiner Frau wäre ich
nicht so alt geworden.«

WINSTON CHURCHILL

»Ein edler Mann wird durch ein gutes Wort
der Frauen weit geführt.«

JOHANN WOLFGANG VON GOETHE

»Die Frauen sind ein liebliches Geheimnis:
nur verhüllt, nicht verschlossen.«

NOVALIS

»Das Klügste, was der Mann erreicht hat,
ist seine Kunst, eine Frau zu lieben und
ihre Schönheit zu bewundern.
Alles Wunderbare auf der Welt ist aus der Liebe
zur Frau geboren.«

MAXIM GORKI

»Es gibt nichts Besseres als eine Frau.
Bestenfalls noch eine Tochter –
aber das ist ja auch eine Frau.«

BRIAN WILSON

»Hinter jedem großen Mann stand
immer eine liebende Frau,
und es ist viel Wahrheit in dem Ausspruch,
dass ein Mann nicht größer sein kann
als die Frau, die er liebt, ihn sein lässt.«

PABLO PICASSO

»Frauen sind interessanter als Männer.
Mit Männern muss man über Sportautos reden.
Ich möchte aber nicht mein Leben lang
über verdammte Sportautos reden!«

LEMMY KILMISTER

»Männer brauchen Frauen um sich,
sonst verfallen sie unaufhaltsam der Barbarei.«

OSCAR WILDE

»Eine Frau hat mich zum Trinker gemacht,
und ich hatte nie die Höflichkeit,
mich bei ihr zu bedanken.«

W. C. FIELDS

4. ALBTRAUM FRAU

Man ahnt es bereits: Die Gruppe derer, die sich ausschließlich oder zumindest irgendwann zu negativen Aussagen gezwungen sahen, ist lang und illuster. Auch hier verzichten wir auf eigene Kommentare, denn diese Männer können und sollen für sich sprechen.

»Das Leben ohne Frauen wäre fad und leer.
Doch warum hat Gott ihnen die Sprache geschenkt?
Wären sie stumm, könnte man sie viel mehr lieben.«

GERARD DEPARDIEU

»Ich gewöhnte mir beizeiten ab,
nach der Traumfrau zu suchen.
Ich wollte nur eine, die kein Albtraum war.«

CHARLES BUKOWSKI

»Frauen sind die Juwelen der Schöpfung,
man muss sie mit Fassung tragen.«

HEINZ ERHARDT

»Frauen sind Sphinxe ohne Rätsel.«
OSCAR WILDE

»Feminismus existiert nur, um hässliche Frauen in die Gesellschaft zu integrieren.«
CHARLES BUKOWSKI

»Ein Weib zu begehren ist besser, als eins zu besitzen.«
HANS FALLADA

»Frauen sind für mich wie Elefanten. Ich sehe sie gern an, aber ich würde keinen haben wollen.«
W. C. FIELDS

»Eine Frau denkt entweder an gar nichts oder an etwas anderes.«
OSCAR WILDE

»Zuerst schuf der liebe Gott den Mann, dann schuf er die Frau. Danach tat ihm der Mann leid, und er gab ihm den Tabak.«
MARK TWAIN

»Es gibt nichts Ekligeres als eine Frau, die nicht mit dem Alkohol umgehen kann.«
J. R. EWING

»Da man aber nicht immer nur schreiben kann,
gab es große Lücken zu füllen.
Ich füllte sie mit Scotch, Bier, Ale und Frauen.
Mit den Frauen hatte ich meistens Pech,
und die Folge war, dass ich mich stark
aufs Trinken konzentrierte.«

CHARLES BUKOWSKI

»Wer eine gute, verständige und schöne Frau sucht,
sucht nicht eine, sondern drei.«

OSCAR WILDE

»Da wir wissen, dass Gott nichts Böses tun kann,
lässt sich leicht erraten, woher die Frau kommt.«

ÉMILE ZOLA

»Bei Weibern weiß man niemals,
wo der Engel aufhört und der Teufel anfängt.«

HEINRICH HEINE

»Bei den Frauen gibt es zwei Möglichkeiten,
entweder sie sind Engel, oder sie leben noch.«

CHARLES BAUDELAIRE

5. SO FUNKTIONIERT'S!

Aber es kann auch gut gehen, das Zusammensein mit einer Frau. Es kann harmonisch und glücksspendend sein. Natürlich muss man dafür etwas tun. Frauen zum Beispiel könnten einige klitzekleine Kleinigkeiten beachten, und schon würde es laufen … oder?

»Nicht immer ist der Mann daran schuld,
wenn seine Frau unrecht hat.«
RICHARD BURTON

»Wir lieben die Frauen um so mehr,
je fremder sie uns sind.«
CHARLES BAUDELAIRE

»Ich habe die perfekte Frau gefunden –
Sie ist taubstumm, sexbesessen und
betreibt einen Schnapsladen.«
FRANK SINATRA

»Ich habe nie verstanden, warum Frauen an
talentierten Männern zunächst deren Fehler und
an Narren deren Verdienste sehen.«
PABLO PICASSO

»Eine Frau mit einem Geheimnis ist eine Frau,
die auch eine gewisse Reife besitzt und deren
Handlungen mehr sagen als Worte.
Jede Frau kann zu so einer Frau werden,
wenn sie sich zwei Dinge merkt:
Sie sollte erwachsen werden –
und den Mund halten.«
ALFRED HITCHCOCK

»Ein Weib wird bald zum Narr'n gemacht,
wenn sie nicht Mut hat, sich zu widersetzen.«
WILLIAM SHAKESPEARE

»Seid ihr nicht wie die Weiber,
Die beständig zurück nur kommen
auf ihr erstes Wort,
Wenn man Vernunft gesprochen stundenlang?«

FRIEDRICH SCHILLER

»Berechnende Frauen werden lästig,
anständige langweilig.«

OSCAR WILDE

Natürlich sind auch die Männer gefragt. Für das starke Geschlecht folgen hier ein paar Tipps und Handlungsanweisungen für den Umgang mit dem schwachen. Oder war's umgekehrt?

»Die Stärke einer Frau liegt ja gerade darin,
dass man sie nicht erklären kann.«

OSCAR WILDE

»Behandelt die Frau mit Nachsicht!
Aus krummer Rippe ward sie erschaffen,
Gott konnte sie nicht ganz gerade machen.
Willst du sie biegen, sie bricht.«

JOHANN WOLFGANG VON GOETHE

»Männer können analysiert werden.
Frauen nur angebetet.«

OSCAR WILDE

»Man soll Frauen nichts erklären;
man soll handeln.«

ERICH MARIA REMARQUE

»Die einzige Art, wie man sich zu einer Frau verhalten kann, ist, sie zu lieben, wenn sie hübsch ist, und eine andere zu lieben, wenn sie es nicht ist.«

OSCAR WILDE

»Versprich einer Frau nie,
was du nicht halten willst.«

CHARLIE HARPER

»Ich bin der Meinung, dass die Weiber von allen Eigenschaften des Mannes die Grausamkeit am meisten schätzen, da ihre Instinkte von einer wundervollen Primitivität sind. Wir sind auf dem Wege, sie zu emanzipieren; dessen ungeachtet, werden sie Sklaven bleiben, die gehorsam der Winke ihres Herren harren.
Du wirst von einem Weibe nur geliebt werden, wenn du es beherrschst.«

OSCAR WILDE

»Es ist absolut sinnlos, die Frauen verstehen zu wollen, wo doch ihr größter Reiz in der Unergründlichkeit liegt.«

ALFRED HITCHCOCK

»Kann man es von einer Frau verlangen, mit einem Manne glücklich zu leben, der sie allen Ernstes stets als völlig vernünftiges Wesen behandelt?«

OSCAR WILDE

»Rede mit jeder Frau, als würdest du sie lieben, und mit jedem Mann, als würde er dich langweilen.«
OSCAR WILDE

»Mache nie einer Frau ein Geschenk,
das sie am Abend nicht tragen kann.«
OSCAR WILDE

Im besten Fall strengen sich beide Seiten ein bisschen an.

»Wenn die Frau heute nur die Gleichberechtigung anstrebt und nichts weiter, ist das ein Zeichen, dass sie dem Mann seine jahrhundertelange Vorherrschaft verziehen hat.«
HENRY MILLER

»Wenn eine heiße Frau auf einen Einsiedler trifft, muss sich einer ändern.«
CHARLES BUKOWSKI

»Zwischen Mann und Frau ist alles in Ordnung, wenn er das Zündholz ist und sie die Reibfläche.«
HENRY MILLER

Doch wie oft fällt einem braven Mann bei allem Nachdenken, Grübeln und Das-Hirn-Zermartern am Ende doch nichts ein? In diesem Fall kann man sich immerhin auf niemand Geringeren als **Jesus Christus** berufen, der einst die ultimative Frage stellte, die ihm bis heute keiner beantworten konnte:

»Was willst du von mir, Frau?«
JESUS CHRISTUS; JOHANNES 2,4

KAPITEL SECHS

»WIR SIND MÄNNER UND TRINKEN KEINE FANTA.«

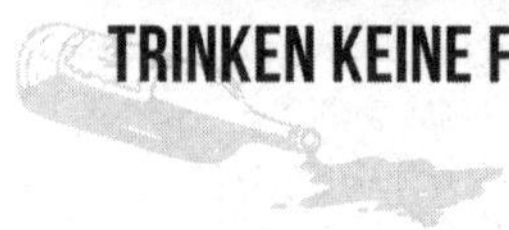

WIE MÄNNER TICKEN

Ja, Frauen sind ein erschöpfendes und mit unserem zuletzt vorgestellten Kapitel sicher noch immer nicht ausgeschöpftes Thema.

Doch wie steht's mit der anderen Seite? Wie äußern sich unsere betrunkenen Männer über ihr eigenes Geschlecht? Was wollen Männer? Wie ticken sie? Allen Leserinnen, aber natürlich auch allen Lesern, seien die folgenden Gedanken unserer großen, betrunkenen Männer ans Herz gelegt. Um sie zu verstehen, die Testosteronbomber mit dem großen Herzen. Die ganzen Kerle, die doch auch nur kleine Kinder sind.

Wir beginnen kurz mit einer etwas ausführlicheren Erklärung des Zitats aus der Kapitelüberschrift, weil es eine besonders schöne Anekdote mit sich bringt. Und weil es um Fußball geht. Das Zitat stammt von **Wolf-Dieter Ahlenfelder,** der vor gut dreißig Jahren als sehr beliebter und beleibter Schiedsrichter in der Fußball-Bundesliga agierte. Eines schönen Tages leitete er das Spiel zwischen Werder Bremen und Hannover 96. Pünktlich in Minute 30 pfiff er zur Halbzeit – Zuschauer und Spieler konnten es nicht fassen. Manch ein Kicker und selbst einige Fans auf der fernen Tribüne hatten aber mitbekommen, dass Ahlenfelder nicht ganz nüchtern war. Der bestätigte das hernach mit der launigen Begründung, er habe das schwere Mittagessen mit ein paar Korn verdünnt. Seine Entschuldigung für das wenig sportliche Verhalten war seinerzeit so lapidar wie bezeichnend:

»Wir sind Männer und trinken keine Fanta.«
WOLF-DIETER AHLENFELDER

Ergänzend sei John Wayne zitiert, der ähnlich dachte.

»Ich traue keinem Mann, der keinen Alkohol trinkt.«
JOHN WAYNE

Was macht Männern Spaß, was macht sie glücklich? Es ist von geradezu wunderbarer Schlichtheit. Es kann, wie **Joe Cocker** feststellt, das Auto oder ein Autorennen sein – Hauptsache, ein Motor ist dabei.

»Es ist laut, und es riecht streng, kurz:
Es macht Spaß!«
JOE COCKER

Laut und streng riechend, dazu passt auch ein Pläsier, das Haudrauf **Charles Bukowski** erfreute, nicht ganz so appetitlich allerdings. Zartbesaitete Damen überspringen besser die nächsten paar Zeilen, sollten sie ihre Beziehung in gegenseitiger Achtung weiterführen wollen.

»Es gab nichts Besseres als einen schönen Bierfurz.
Ich meine, wenn man in der Nacht zuvor zwanzig
oder fünfundzwanzig Bier getrunken hatte.
Der Duft so eines Bierfurzes, der sich verbreitete
und gute anderthalb Stunden blieb.
Da realisierte man, dass man lebte.«
CHARLES BUKOWSKI

Und darüber hinaus: trinken, spielen, essen … sonst noch was?

»Saufen, Zocken und Fußball sind Männersache.«
HEINER LAUTERBACH

»Gehse inne Stadt,
Wat macht dich da satt
'ne Currywurst.
Kommse vonne Schicht,
Wat Schönret gibt et nich
Als wie Currywurst.«
DIETHER KREBS

»Lasst wohlbeleibte Männer um mich sein,
Mit glatten Köpfen und die nachts gut schlafen.«
WILLIAM SHAKESPEARE

»Uns ist ganz kannibalisch wohl,
Als wie fünfhundert Säuen!«
JOHANN WOLFGANG VON GOETHE

Männer sind sehr leicht zu durchschauen, denn bei Männern im Allgemeinen gibt es keine Zwischentöne. Wie sieht das in der Praxis aus? Wir kommen nicht umhin, dazu immer wieder auf den Männerkenner **Oscar Wilde** zurückzugreifen.

»Männer machen immer so ein dummes Gesicht,
wenn sie ertappt werden. Und sie werden ertappt.«
OSCAR WILDE

»Die Männer beteuern immer, sie lieben die
innere Schönheit der Frau – komischerweise gucken
sie aber ganz woanders hin.«

MARLENE DIETRICH

»Wenn wir Männer die Frau bekämen,
die wir verdienen, könnte uns nichts
Schlimmeres passieren.«

OSCAR WILDE

»Frauen lieben uns für unsere Fehler.
Wenn wir genügend davon haben,
vergeben sie uns alles, sogar unseren Verstand.«

OSCAR WILDE

»Wie tragisch für einen Mann in den besten Jahren,
wenn er vor die Gewissensfrage gestellt wird, ob er
eine junge Dame heiraten oder adoptieren soll.«

FRANK SINATRA

»Frauen werden nie durch Komplimente
entwaffnet. Männer immer.«

OSCAR WILDE

»Wenn ein Mann etwas gänzlich Dummes tut,
so ist es stets aus den edelsten Motiven.«

OSCAR WILDE

Wie lösen Männer eigentlich untereinander Probleme? Meistens gar nicht. Aussitzen. Wenn es sich aber doch nicht vermeiden lässt, so gibt es eine seit Jahrhunderten bewährte Methode, die **Mario Basler** hier kurz skizziert und die immer gut funktioniert:

»Vielleicht sollten wir mal einen saufen gehen
und uns gegenseitig auf die Fresse hauen.«
MARIO BASLER

Meist aber tragen die Männer ihren Kummer in sich. Denn was Frauen wohl niemals verstehen werden: Für Männer ist Schweigen Gold.

»Kein Feuer und kein noch so frischer
Wind vermag es mit dem aufzunehmen,
was ein Mann in seinem gespenstischen
Herzen bewahrt.«
F. SCOTT FITZGERALD

Geradezu drollig ist das männliche Gehabe, sich für die Krone der Schöpfung zu halten. Männer fühlen sich nur dann wertig, wenn sie Großes vollbracht haben.

»Ein Mann ohne Eitelkeit ist kein Mann.«
JOHN WAYNE

»Manche Hähne glauben, dass die Sonne
ihretwegen aufgeht.«
THEODOR FONTANE

»Ein Mann muss leben wie eine große, lodernde
Flamme und leuchten so hell, wie er kann.
Am Ende brennt er aus. Aber das ist besser, als eine
armselige kleine Flamme zu sein.«
BORIS JELZIN

»Ich bin ein geborener Entertainer.
Wenn ich den Kühlschrank aufmache und das Licht
geht an, denn fange ich sofort an zu singen.«

ROBBIE WILLIAMS

»Der einzige Unterschied zwischen einem Mann
und einem Kind ist die Erfahrung.«

OSCAR WILDE

Gut so. Und, Mann, trage deine Behaarung, die mit zunehmendem Alter an immer seltsamere Stellen rückt, mit Würde! Denn wie sagte doch der ungekrönte König des Brusttoupets, **James Bond** (in der Version von Sean Connery natürlich), mit Blick auf den Urwald unterhalb seines Kinns:

»Ein altes japanisches Sprichwort sagt:
Kein Vogel baut sein Nest in einem kahlen Baum.«

JAMES BOND

So. Genug davon. Das sind doch alles Stereotype. Unsere Protagonisten sind schließlich große Männer und bekannt für ihre Weisheiten. Da muss es doch mehr geben als Saufen, Furzen und Prügeln!

Gibt es in der Tat. Denn Männer sind Helden. Mann, sei unabhängig, und tu, was du willst! Pack das Leben am Kragen – und schon mögen dich die Frauen.

»Die Männer, die am besten mit Frauen auskommen,
sind dieselben, die glänzend ohne sie auskommen.«

GEORG CHRISTOPH LICHTENBERG

»Ein jeder lernt nur, was er lernen kann;
Doch der den Augenblick ergreift,
Das ist der rechte Mann.«
JOHANN WOLFGANG VON GOETHE

»Von allen Erfindungen, die der Frau die
Arbeit erleichtern oder ersparen,
ist der Mann die beliebteste.«
OSCAR WILDE

»Die wahren Helden leben vierundzwanzig
Stunden am Tag und nicht zwei Stunden
in irgendeinem großen Spiel.«
TENNESSEE WILLIAMS

Nun, Männer, so viel dazu. Aber die Frauen ... Deshalb noch ein paar Tipps unter uns:

»Ein kluger Mann widerspricht nie einer Frau.
Er wartet, bis sie es selbst tut.«
HUMPHREY BOGART

»Ein kluger Mann macht nicht alle Fehler selbst.
Er gibt auch anderen eine Chance.«
WINSTON CHURCHILL

»Gefühle sind wie die Brüste deiner Mutter:
Du weißt, wo sie sind, aber sie bleiben
besser ungefühlt!«
CHARLIE HARPER

»Wenn Männer wüssten, was Frauen denken,
wären sie tausendmal kühner.«

PABLO PICASSO

»Ein Clown wird von der ganzen Welt geliebt.«

COLE PORTER

»Ein Mann kann mit jeder Frau glücklich werden,
solange er sie nicht liebt.«

OSCAR WILDE

»Ein Gentleman ist ein Mann, der eine Frau so
lange beschützt, bis er mit ihr allein ist.«

PETER SELLERS

»Wenn ein Mann genau das tut,
was eine Frau von ihm verlangt,
hält sie nicht sehr viel von ihm.«

OSCAR WILDE

KAPITEL SIEBEN

»DER WAHN IST KURZ, DIE REU IST LANG.«

BETRUNKENE MÄNNER ANALYSIEREN DIE EHE

Wieder so ein Thema. Geeignet als zotige Schenkelklopfer für Stammtische, für schlüpfrige Altherrenwitze jeder Couleur: die Ehe.

Man fragt sich ja schon, warum immer wieder Witze über diese kleine, feine Institution in unserem Leben gemacht werden. Meist welche, die die (männliche) Unterjochung und Selbstaufgabe thematisieren. Obwohl sie doch über keinen hereingebrochen kommt, der an entscheidender Stelle nicht ganz deutlich und im Vollbesitz seiner geistigen Kräfte Ja sagt. Schon gar nicht mehr im 21. Jahrhundert.

Also, warum hernach sich beschweren? Auch im Folgenden – so viel kann verraten werden, wird's nicht anders sein. Gut, viele unserer Herren äußerten sich vor Jahrzehnten oder Jahrhunderten, als die Zweckehe noch äußerst beliebt war. Dennoch scheinen viele der althergebrachten Ansichten auch heute noch ungebremst Beifall zu finden. Man lausche nur mal – auch wenn das eine harte Prüfung ist – einer herkömmlichen Karnevalssitzung.

Beginnen wir mit den Grundlagen. Schon **Martin Luther** und auch **Novalis**, der alte Romantiker, definierten, was heute vor allem für die Ehefrauen noch immer gilt.

»Folgendes sind die Stücke einer Ehe:
die natürliche Befriedigung des Geschlechtstriebs,
Zeugung und Nachkommenschaft,
Hausgemeinschaft und gegenseitige Treue.«

MARTIN LUTHER

»Mit der Verheiratung ändert sich das System.
Der Verheiratete verlangt Ordnung, Sicherheit,
und Ruhe – er wünscht, als Familie, in einer Familie
zu leben – in einem regelmäßigen Hauswesen –
er sucht eine echte Monarchie.«

NOVALIS

Solcherlei nüchterne wie auch allerlei Freiheiten beschränkende Darstellung könnte in den folgenden Jahrhunderten einige unserer Kollegen zu launig-galligen Bemerkungen zur Institution an sich verleitet haben. Und eines haben alle gemeinsam: Besonders glücklich scheint keiner unserer Männer geworden zu sein.

»Ehe ist gegenseitige Freiheitsberaubung
in beiderseitigem Einvernehmen.«

OSCAR WILDE

»Der Mann ist lyrisch, die Frau episch,
die Ehe dramatisch.«

NOVALIS

»Leidenschaftliche Liebe und Ehe ist zweierlei.«

GEORG WILHELM FRIEDRICH HEGEL

»Von Weitem sieht eine Ehe
außerordentlich einfach aus.«

HANS FALLADA

»Die Ehe ist in vielen Fällen lebenslängliche Doppelhaft ohne Bewährungsfrist und Strafaufschub, verschärft durch Fasten und gemeinsames Lager.«

JEAN-PAUL SARTRE

»Drum prüfe, wer sich ewig bindet,
Ob sich das Herz zum Herzen findet!
Der Wahn ist kurz, die Reu ist lang.«

FRIEDRICH SCHILLER

»Die Ehe ist eine lange Mahlzeit,
die mit dem Dessert beginnt.«

HENRI DE TOULOUSE-LAUTREC

»Ich hab' keine Lust auf eine Frau.
Lemmydarling, wann kommst du heim?
Wieso gehst du nur wieder in die Bar?
Das geht nicht. So kann man nicht arbeiten.
Ehefrauen auf Tournee sind schlimmer als der
Zweite Weltkrieg. Ich hab' keine Lust drauf.«

LEMMY KILMISTER

»Die Heirat ist die einzige lebenslängliche Verurteilung, bei der man aufgrund schlechter Führung begnadigt werden kann.«

ALFRED HITCHCOCK

»Bigamie ist das einzige Delikt, das bereits eine Strafe ist.«

PETER SELLERS

»Die größte militärische Leistung des Jahrhunderts ist meine Ehe.«

FRIEDRICH DÜRRENMATT

»Die Ehe ist ein Versuch, zu zweit wenigstens halb so glücklich zu werden, wie man allein gewesen ist.«

OSCAR WILDE

»Wenn man nicht aus Neigung heiratet, sondern aus Berechnung, beginnt die Strafe gleich mit Verbüßung der Flitterwochen.«

HEINZ ERHARDT

»Die Ehe ist wie ein Sarg und jedes Kind ist ein weiterer Nagel.«

HOMER SIMPSON

»Elf Ehstandsjahr' erschöpfen das Gespräch.«

HEINRICH VON KLEIST

»Lieber Himmel! Wie die Ehe einen Mann
doch ruiniert! Sie ist gerade so demoralisierend
wie Zigaretten und weit teurer.«
OSCAR WILDE

Halt nein, einer immerhin, und ausgerechnet der Schlingel **Wolfgang Amadeus Mozart**, befand die Ehe als einen wichtigen Teil seines Lebensglücks, als er feststellte:

»Ein lediger Mensch lebt nur halb.«
WOLFGANG AMADEUS MOZART

Aber sonst? Welch flächendeckende Verbitterung! Es fällt nicht schwer, zwischen ihr und der mehr oder minder verstärkten Zuwendung unserer Jungs zum Gegenstand dieses Buches eine Verbindung herzustellen. Warum aber hat die Ehe einen so schlechten Ruf? **Charles Baudelaire** unternimmt einen Erklärungsversuch.

»Da die Kirche die Liebe nicht unterdrücken
konnte, hat sie sie zumindest desinfizieren wollen
und darum die Ehe eingesetzt.«
CHARLES BAUDELAIRE

Der Klerus, jaja, der ist oft schuld am Elend der Welt. Aber das genügt uns nicht. Liegt es vielleicht an den Männern selbst, dass ihre Ehen offenbar nie glücklich wurden? Sind sie es, wie **William Shakespeare** schlussfolgert, die nach erfolgreicher Werbungsphase emotional rapide abschlaffen? Oder gibt es, wie **Oscar Wilde** vermutet, gar keine Hoffnung, weil die Institution an sich das Verhängnis bringt?

»Männer sind Mai, wenn sie freien,
Und Dezember in der Ehe.«
WILLIAM SHAKESPEARE

»Den idealen Gatten gibt es nicht.
Der ideale Gatte bleibt ledig.«
OSCAR WILDE

»Ein Junggeselle ist ein Mann,
der nicht gleich ein Bergwerk kauft,
wenn er einen Eimer Kohle haben möchte.«
PETER SELLERS

»Manche Männer wären gerne verheiratet,
nur nicht vierundzwanzig Stunden täglich.«
OSCAR WILDE

Oder liegt es doch an den Frauen? Versprechen sie sich und dem Manne etwas, das nicht zu halten ist? Viele unserer Männer scheinen sich nach der Eheschließung eingefangen und überlistet zu fühlen. Durch das Vortäuschen falscher Tatsachen, wie **Henry Miller** beklagt. Aber lesen Sie selbst.

»Flitterwochen sind eine Probezeit,
in der es keine Reklamationen gibt.«
PETER SELLERS

»Die Frau hat sich im Grunde wenig geändert.
Sie trägt zwar Minirock und Hotpants und
sitzt auf dem Motorrad hinter einem langmähnigen
jungen Mann, aber wenn sie ihn geheiratet hat,
zwingt sie ihn, sich die Haare schneiden zu lassen
und zur Arbeit zu gehen.«
HENRY MILLER

»Eine Ehefrau beschert uns zwei gute Tage im
Leben: den Hochzeitstag und ihren Sterbetag.«

PETER SELLERS

»Es ist eine gefährliche Sache, einer Frau zu begegnen,
die einen durch und durch versteht.
So etwas läuft immer in eine Ehe aus.«

OSCAR WILDE

»Eine Frau, die einen Ehemann sucht,
ist das gewissenloseste aller Raubtiere.«

GEORGE BERNARD SHAW

»Wenn eine Freundin zu teuer wird,
ist es Zeit, sie zu heiraten.«

PETER SELLERS

»Männer heiraten, weil sie müde sind,
die Frauen, weil sie neugierig sind.
Beide werden enttäuscht.«

OSCAR WILDE

Am besten also sollte man es bleiben lassen. Oder?

»Man sollte immer verliebt sein.
Das ist der Grund, warum man nie heiraten sollte.«

OSCAR WILDE

Das wäre ja allemal besser, als zur Ultima Ratio zu greifen, die einst William Shakespeare recht schonungslos in die Diskussion einführte:

»Gut gehängt ist besser als schlecht verheiratet.«
WILLIAM SHAKESPEARE

Dabei könnte alles leicht oder zumindest etwas leichter sein. Man müsste nur ein paar einfache Regeln befolgen. Zum Beispiel, sich etwas mehr Zeit lassen, bevor man den ewigen Bund schließt. Aber auch durch eine delikate Erweiterung der Besetzungsliste, gelegentliche Trennungen und regelmäßiges Aufräumen ist laut unseren Denkern schon viel erreicht.

»Übereilte Ehe tut selten gut.«
WILLIAM SHAKESPEARE

»Zu einer glücklichen Ehe gehören meist
mehr als zwei Personen.«
OSCAR WILDE

»Man soll nur schöne Frauen heiraten. Sonst hat
man keine Aussicht, sie wieder loszuwerden.«
ROD STEWART

»Jeder verheiratete Mann sollte der
absolute Herrscher in seiner Ehe sein,
wie in einem Königreich.«
OLIVER HARDY

»Kein Mann sollte ein Geheimnis vor seiner Frau
haben. Sie wird es in jedem Fall herausfinden.«
OSCAR WILDE

»Eine Ehe ist wie ein Salat:
Der Mann muss darauf achten,
seine Tomaten oben zu behalten.«

J. R. EWING

»Bring täglich deine Frau zum Lachen,
und lass nie die Unterwäsche rumliegen.«

MEL GIBSON

»Gatten, die sich vertragen wollen,
Lernen's von uns beiden!
Wenn sich zweie lieben sollen,
Braucht man sie nur zu scheiden.«

JOHANN WOLFGANG VON GOETHE

»Richtig verheiratet ist erst der Mann, der jedes Wort versteht, das seine Frau nicht gesagt hat.«

ALFRED HITCHCOCK

»Wenn du die Falsche heiratest, ist das das Schlimmste, was dir passieren kann. Spätestens nach zwei Jahren wirst du sie hassen – nach zehn bringst du sie um. Dabei ist das völlig irrationaler Hass, schließlich hast du sie ja mal geliebt. Nur durch die Hochzeit und dieses ewige Aufeinanderhocken ist das eben verloren gegangen.«

LEMMY KILMISTER

»Ich heirate alle zwölf bis dreizehn Jahre,
aber dazwischen bin ich treu.«

GERHARD SCHRÖDER

»Das Glück des verheirateten Mannes
besteht in den vielen Frauen,
die er nicht geheiratet hat.«

OSCAR WILDE

»Eine Ehe ohne Würze kleiner Misshelligkeiten
wäre fast so was wie ein Gedicht ohne r.«

GEORG CHRISTOPH LICHTENBERG

Es bleibt jedem selbst überlassen, ob er der Angelegenheit anschließend so enthusiastisch verfällt wie ausgerechnet **Otto von Bismarck**. Dem hätte man es am wenigsten zugetraut, wurde er doch später auch als Eiserner Kanzler in den Geschichtsbüchern notiert. An dieser ganz unpolitischen Stelle sei ihm aber zugestanden, eine der schönsten Liebeserklärungen überhaupt verfasst zu haben. Er schrieb einst an seine Frau:

»Denn ich habe dich geheiratet … um in der
fremden Welt eine Stelle für mein Herz zu haben,
die all ihre dürren Winde nicht erkälten kann,
und an der ich die Wärme des heimatlichen
Kaminfeuers finde, an das ich mich dränge,
wenn es draußen stürmt und friert.«

OTTO VON BISMARCK

Wem das jetzt doch zu viel Zuckerguss ist, dem sei der alte Hellene Sokrates anempfohlen. Ganz griechischer Philosoph, weiß er sehr genau, dass, wie immer man sich schließlich entscheidet, man doch nichts falsch machen kann. Aber auch nichts richtig … ach!

»Heirate auf jeden Fall! Wenn du eine gute Frau bekommst, wirst du glücklich.
Wenn du eine schlechte Frau bekommst, wirst du Philosoph.«

SOKRATES

»Heirate oder heirate nicht,
du wirst beides bereuen.«

SOKRATES

Das wäre ein schöner, offener Abschluss. Aber lassen wir doch für ein allerletztes Wort noch einmal den Hauptdarsteller dieses Kapitels zu Wort kommen: **Oscar Wilde**, dessen Abneigung gegen die Ehe in der bisherigen Abhandlung sicher deutlich wurde. Das liegt aber nicht zuletzt in Wildes Biografie begründet, denn seine Ehe mit einer Frau ging schief, da er schlichtweg homosexuell war. Das hatte er im viktorianischen England des ausgehenden 19. Jahrhunderts wiederum nicht nur zu unterdrücken und zu verheimlichen, das brachte ihn letztlich sogar ins Zuchthaus.

»Manche Männer, von denen man denkt,
sie seien schon lange tot, sind bloß verheiratet.«

OSCAR WILDE

KAPITEL ACHT

»LIEBE IST SO UNGEFÄHRLICH WIE EIN LÖFFEL SALZSÄURE AUF NÜCHTERNEN MAGEN.«

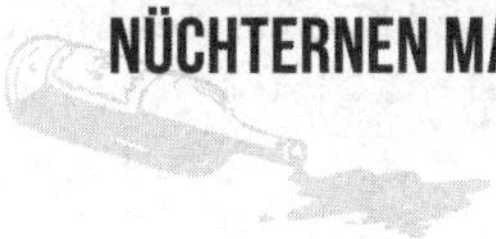

DER MENSCHHEIT THEMA NR. 1 IN ALLEN FACETTEN UND MIT GLASIGEN AUGEN BETRACHTET

Man möge es uns verzeihen, dass wir den Bereich ›Liebe‹ getrennt von den (möglicherweise) verwandten Themenkomplexen ›Frauen‹ und ›Ehe‹ behandeln. So wie wir unsere Männer einschätzen, ist diese Trennung wohl ganz in ihrem Sinne.

Natürlich findet sich in den Arsenalen unserer großen Trunkenen reichliches (und sehr gutes) Material zum Thema ›Liebe‹. Geliebt haben sie ja immer, sei es nun glücklich oder unglücklich, Männlein oder Weiblein oder auch Arbeit, das Leben und den Suff. Oder alles zusammen. Die Expertenschaft wird ihnen hierbei niemand ernsthaft absprechen wollen.

Was aber ist überhaupt Liebe? Beginnen wir wieder mit einigen griffigen Definitionen.

»Die Liebe ist das Amen des Universums.«

NOVALIS

»Die Liebe ist wie ein Turnier.
Der Stärkere besiegt den Schwächeren.«

WILLIAM SHAKESPEARE

»Die Liebe ist ein Wunder, das immer
wieder möglich, das Böse eine Tatsache,
die immer vorhanden ist.«

FRIEDRICH DÜRRENMATT

»Platonische Liebe kommt mir vor wie
ein ewiges Zielen und Niemals-Losdrücken.«

WILHELM BUSCH

»Was die Liebe so lästig macht, ist der Umstand,
dass sie ein Verbrechen ist, das man nicht ohne
Komplizen begehen kann.«

CHARLES BAUDELAIRE

»Wenn es dir möglich ist, mit nur einem kleinen
Funken die Liebe in der Welt zu bereichern,
dann hast du nicht umsonst gelebt.«

JACK LONDON

»Liebe ist eine Art Vorurteil.
Ich hab schon genug andere Vorurteile.«

CHARLES BUKOWSKI

»Liebe ist ein Boogie-Woogie der Hormone.«

HENRY MILLER

»Wir alle benutzen einander und nennen es Liebe.«

TENNESSEE WILLIAMS

»Liebe ist die Krone des Seins;
wie sollte da das Leben ihr nicht untertan sein?«
FJODOR DOSTOJEWSKI

»Die Liebe ist immer eine Art Wahnsinn,
mehr oder minder schön.«
HEINRICH HEINE

Viele unserer Trinker fühlten sich auf den Flügeln der Liebe zu poetischen oder wie auch immer gearteten Höhenflügen getragen. Destillieren wir kurz, wozu Liebe den Menschen befähigen soll, glaubt man unseren betrunkenen Männern: Der eine wird irre, der andere plötzlich ein guter Mensch.

»Wenn die Liebe den Mädchen Geist verleiht,
so macht sie die Jungen beschränkt.«
HERBERT ACHTERNBUSCH

»Liebe, und einzig die Liebe, ist in der Lage,
dir ein glücklicheres Leben zu geben.«
LUDWIG VAN BEETHOVEN

»Wenn man liebt, sucht man die Schuld bei sich,
nicht beim anderen.«
RICHARD BURTON

»Liebe bewegt die Welt. Ich habe immer geglaubt,
dass sie das Einzige ist, das Männer und
Frauen aufrecht stehen lässt.
In einer Welt, wo die Schwerkraft einen immer nach
unten zieht, klein macht und zum Kriechen bringt.«

STEPHEN KING

»Ohne Liebe ist es viel, viel schwerer
zu funktionieren.
Mit Liebe kommt man besser mit dem Leben klar.«

BRIAN WILSON

»Je mehr man liebt, um so tätiger wird man sein.«

VINCENT VAN GOGH

»Verliebte und Verrückte
Sind beide von so brausendem Gehirn,
So bildungsreicher Phantasie, die wahrnimmt,
Was nie die kühlere Vernunft begreift!«

WILLIAM SHAKESPEARE

»Das Beste daran war aber nicht das Küssen
und nicht das abendliche Zusammenpromenieren
und Heimlichtun.
Das Beste war die Kraft, die mir aus jener Liebe
floss, die fröhliche Kraft, für sie zu leben, zu streiten,
durch Feuer und Wasser zu gehen.
Sich wegwerfen können für einen Augenblick,
Jahre opfern können für das Lächeln einer Frau,
das ist Glück.«

HERMANN HESSE

»Der liebt nicht, der die Fehler des Geliebten
nicht für Tugenden hält.«

JOHANN WOLFGANG VON GOETHE

»Wenn du zur Geliebten gehst, spürst du nicht,
wie die Mücken stechen.«

MAXIM GORKI

Wie wunderschön. Meine Herren, bedienen Sie sich! Schreiben Sie Ihrer Herzdame, und würzen Sie es mit einem dieser Zitate – ob der Kürze auch als knackige SMS geeignet. Aber, ach, wäre da nicht all der Kummer, den die Liebe oft mit sich bringt …

»Es ist schwierig, nicht ungerecht zu sein,
gegen das, was man liebt.«

OSCAR WILDE

»Liebe ist so ungefährlich wie ein
Löffel Salzsäure auf nüchternen Magen.«

CHARLES BAUDELAIRE

»Wir armen Teufel von Männern sind am
glücklichsten, wenn wir lieben und geliebt werden.
Bitter und traurig muss das Schicksal eines Mannes
sein, der liebt, ohne wieder geliebt zu werden.«

JACK LONDON

»Die Liebe hat nun einmal dieses Übel,
dass Krieg und Frieden immer wechseln.«

HORAZ

»Jeder, der liebt, befindet sich im Krieg.«
OVID

»Wen man am meisten liebt,
den kränkt man am ehesten.«
FJODOR DOSTOJEWSKI

»Die begründete wie die unbegründete
Eifersucht vernichtet diejenige Würde,
deren die gute Liebe bedarf.«
GOTTFRIED KELLER

»Schlimm ist es, nicht zu lieben,
schlimm aber auch, zu lieben.«
ANAKREON

»Wer Treue bewahrt, kennt nur die
triviale Seite der Liebe.
Nur der Treulose kennt die Tragödien der Liebe.«
OSCAR WILDE

Allerdings haben unsere Männer durch all ihren Kummer mit der Liebe auch einiges gelernt. Glücklicherweise haben sie ihre Weisheiten nicht für sich behalten. Deshalb wissen wir: Man kann Ärger und Leid vermeiden, wenn man ein paar Dinge beachtet.

»Die Liebe lebt von liebenswürdigen Kleinigkeiten, und wer sich eines Frauenherzens dauernd versichern will, der muss immer neu darum werben, der muss die Reihe der Aufmerksamkeiten allstündlich wie einen Rosenkranz abbeten. Und ist er fertig damit, so muss er von Neuem anfangen.«

THEODOR FONTANE

»Die Erfahrung lehrt uns, dass Liebe nicht darin besteht, dass man einander ansieht, sondern dass man gemeinsam in gleicher Richtung blickt.«

ANTOINE DE SAINT-EXUPÉRY

»Ich denke, die Leute bewundern jeden, der es schafft, aufzustehen und ein Liebeslied zu singen.«

FRANK SINATRA

»Es gibt alle Arten von Liebe auf der Welt, aber niemals die gleiche Liebe zweimal.«

F. SCOTT FITZGERALD

»Liebe kann man erbetteln, erkaufen, geschenkt bekommen, auf der Gasse finden, aber rauben kann man sie nicht.«

HERMANN HESSE

»Sinnlicher Genuss ohne Vereinigung der Seelen
ist und bleibt viehisch;
nach selbem hat man keine Spur einer edlen
Empfindung, vielmehr Reue.«

LUDWIG VAN BEETHOVEN

»Sicher ist die Liebe, die dem Charakter gilt;
die körperliche Schönheit aber fällt dem
Alter zum Opfer.«

OVID

»Es sind immer die kleinen Rechthabereien,
die eine große Liebe zerstören.«

ERNST HAPPEL

»Man ist immer froh, kleine Mängel an geliebten
Personen zu finden, um sie nur ohne Verzug
verzeihen und sogar mitlieben zu können.«

GOTTFRIED KELLER

»Denn hat, wie in der Liebe geschieht, ein Mann
sein Inneres aufgeschlossen und sich hingegeben,
so ist das ein Geschenk, das er nicht zurücknehmen
kann, und es würde unmöglich sein,
ein ehemals geliebtes Wesen zu beschädigen
oder ungeschützt zu lassen.«

JOHANN WOLFGANG VON GOETHE

Na also. Mit diesen Tipps kann man die Liebe genießen, was auch unsere weisen Männer tun. Und so wird dies heitere Büchlein doch noch zum Poesiealbum …

»Jeder geliebte Gegenstand ist der
Mittelpunkt eines Paradieses.«

NOVALIS

»Die Summe unseres Lebens sind die Stunden,
in denen wir liebten.«

WILHELM BUSCH

»Entweder du liebst oder du hasst.
Wenn du in der Mitte lebst,
bekommst du gar nichts.«

CHARLIE SHEEN

»Wer aufrichtig und solid liebt,
kann der seine Geliebte verlassen?«

WOLFGANG AMADEUS MOZART

»Die meisten Gentlemen mögen die Liebe nicht,
sie mögen es nur, mit ihr zu spielen.«

COLE PORTER

»Ich habe dich so lieb,
Ich würde dir ohne Bedenken
Eine Kachel aus meinem Ofen schenken.«

JOACHIM RINGELNATZ

KAPITEL NEUN

»VERSCHIEBE NICHT AUF MORGEN, WAS GENAUSO GUT AUF ÜBERMORGEN VERSCHOBEN WERDEN KANN.«

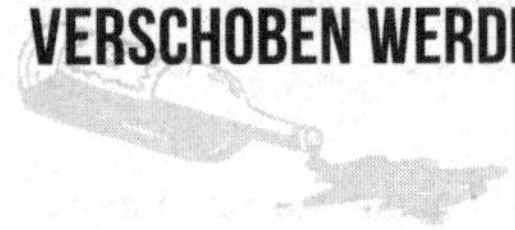

AUCH BETRUNKENE MÄNNER LÄSST DIE ARBEIT NICHT KALT

Das mit der Arbeit ist eine heikle Angelegenheit. Mal macht sie Spaß, mal nervt sie. Immer wieder sagen wir, wir wären froh, nie wieder arbeiten zu müssen. Aber wenn es wirklich so wäre, würde es uns sterbenslangweilig.

Keine Frage, die Arbeit als solche ist ein Komplex, an dem man sich aufreiben und abarbeiten kann. Ein hervorragendes Thema also für unsere betrunkenen Männer, die sich ja meist ähnlichen Konflikten, zwischen Faulheit und Produktivität, zwischen künstlerischer Freiheit und dem Drang, Geld machen zu müssen, ausgesetzt sahen.

Beginnen wir, wie meist, mit einigen allgemeinen Definitionen. Was bitteschön ist eigentlich Arbeit, die Herren?

»Arbeit ist der Umweg zu allen Genüssen.«
WILLY BRANDT

»Arbeit ist der Fluch der trinkenden Klassen.«
OSCAR WILDE

»Arbeit ist ein Rauschgift, das wie ein
Medikament aussieht.«
TENNESSEE WILLIAMS

Drei launige Aussagen, die erst mal so stehen bleiben sollten.

Werden wir etwas konkreter. Zwei Dinge gilt es immer zu beachten: Die Arbeit sollte Spaß machen und nie das Wichtigste sein im Leben. Zumindest, wenn man sich noch andere schöne Dinge vorstellen kann und nicht wie Herr **Baudelaire** sowieso alles doof findet.

»Man muss arbeiten, wenn nicht aus Lust an der
Arbeit, dann aus Verzweiflung, denn, wenn man es
recht bedenkt, ist die Arbeit doch schließlich
weniger langweilig als das Vergnügen.«
CHARLES BAUDELAIRE

»Stecke mehr Zeit in deine Arbeit als
Arbeit in deine Zeit.«
FRIEDRICH DÜRRENMATT

»Ich habe mich zwingen wollen zur Arbeit,
aber mich ekelt vor allem, was Wissen heißt.«
HEINRICH VON KLEIST

»Der, der Ruhe sucht, findet Langeweile.
Der, der Arbeit sucht, findet Ruhe.«
DYLAN THOMAS

»Jede Arbeit ist schwer, bis man sie lieb gewinnt,
dann aber regt sie an und wird leichter.«
MAXIM GORKI

»Wer das Nützliche so mit dem Angenehmen
zu verbinden weiß, dass er den Leser im Ergötzen
bessert, vereinigt alle Stimmen.«

HORAZ

Der Student im Allgemeinen, insbesondere der Soziologiestudent (im 21. Semester) oder der Finnougristikstudent (egal, in welchem Semester), muss sich gelegentlich Spott oder auch Anfeindungen gefallen lassen. Bildung aber *ist* Arbeit und *macht* Arbeit. Ist der Aufwand überhaupt sinnvoll? Nun, die einen sagen so, die anderen sagen so ...

»So ein bisschen Bildung ziert
den ganzen Menschen.«

HEINRICH HEINE

»Mir ist wichtiger, dass meine Kinder keine
Arschlöcher werden, als dass sie wissen,
wie groß die Fläche unter der Parabel ist.«

DIETHER KREBS

»Geld ist rund und rollt weg, aber Bildung bleibt.«

HEINRICH HEINE

Irgendwann aber schafft es fast jeder an einen Arbeitsplatz. Dabei ist es völlig irrelevant, ob sich dieser in der oberen Etage eines Bürohauses oder hinterm Steuer eines Taxis (vgl. Finnougristik) befindet. Die Probleme, die dabei auftreten, sind die gleichen. Es wird schon bald etwas geben, was einen kolossal nervt. Seien es epische Konferenzen, die schon Pragmatiker wie **Franz-Josef Strauß** zur Weißglut brachten, seien es Kunden oder Gäste oder auch die Kollegen um einen herum, die irgendwie wenig bis gar nichts können und noch weniger leisten.

»Sitzung ogsetzt, highetzt, abghetzt, ausannandergsetzt, Tagesordnung festgsetzt, wieder abgsetzt, Kommission eigsetzt, Komission bsetzt, umbsetzt, gschwänzt, nix gsagt, vertagt, z'letzt neu ogsetzt, vui san zsammakumma, nix is rauskumma, Sitzung umma.«

FRANZ-JOSEF STRAUSS

»Die Menschen, die niemals Zeit haben, tun am wenigsten.«

GEORG CHRISTOPH LICHTENBERG

»Ich akzeptiere das Chaos. Ich bin mir nicht sicher, ob es mich akzeptiert.«

BOB DYLAN

»Manche Menschen benützen ihre Intelligenz zum Vereinfachen, manche zum Komplizieren.«

ERICH KÄSTNER

»Egal, wie gut du bist, es gibt immer eine Million Leute, die besser sind.«

HOMER SIMPSON

»Es gibt Leute, die glauben, alles wäre vernünftig, was man mit einem ernsthaften Gesicht tut.«

GEORG CHRISTOPH LICHTENBERG

»Es gibt Menschen, die sind ins Verhindern
und nicht ins Gelingen verliebt.«
GERHARD SCHRÖDER

Am meisten nervt natürlich er: der Chef. Dem würde man so gern so vieles sagen, wenn man nur dürfte. Zitieren aber ist nicht verboten.

»Freilich ist's auch kein Vorteil für die Herde,
wenn der Schäfer ein Schaf ist.«
JOHANN WOLFGANG VON GOETHE

»Für alle Generationen gilt dasselbe: Wer nicht mit
der Zeit geht, wird mit der Zeit gehen müssen.«
HELMUT QUALTINGER

»Die Größe eines Menschen hängt nicht von der
Größe seines Wirkungsfeldes ab.«
ERICH KÄSTNER

»Wenn du ein Schiff bauen willst,
so trommle nicht Männer zusammen,
um Holz zu beschaffen, Werkzeuge vorzubereiten,
Aufgaben zu vergeben und die Arbeit einzuteilen,
sondern lehre die Männer die Sehnsucht nach dem
weiten endlosen Meer.«
ANTOINE DE SAINT-EXUPÉRY

»Eine Kuh, die gute Milch gibt,
muss man auch mal streicheln.«
GERHARD SCHRÖDER

Manchmal aber ist es durchaus angebracht, wenigstens ein Jota Verständnis für den Chef aufzubringen. Denn selbst wenn er ein veritabler Vollidiot ist, er hat es auch nicht leicht. Im Wirtschaftsleben geht es mitunter schlimm zu, ganz schlimm, das weiß nicht nur **Friedrich Dürrenmatt:**

»In der Wirtschaft geht es nicht gnädiger zu als
in der Schlacht im Teutoburger Wald.«
FRIEDRICH DÜRRENMATT

»Stress, das sind die Handschellen,
die man ums Herz trägt.«
HELMUT QUALTINGER

»Verträge sind da, um gebrochen zu werden,
aber ein Handschlag ist Gottes Gesetz.«
J. R. EWING

»Die Managerkrankheit ist eine Epidemie,
die durch den Uhrzeiger hervorgerufen und
durch den Terminkalender übertragen wird.«
JOHN STEINBECK

Bleiben wir also bescheiden. Bleiben wir bei dem Beruf, den wir erlernt haben, üben ihn mit Spaß aus und streben nicht allzu weit an die korrumpierende Spitze.

Zu Berufen ist unseren betrunkenen Männern übrigens allerlei Launiges eingefallen. Hier findet sich fast jeder wieder.

»Ich brauchte das Schreiben als Ventil,
als Unterhaltung, als Befreiung. Als Sicherheit.
Ich brauchte sogar die verdammte Arbeit,
die es mir machte.«

CHARLES BUKOWSKI

»Sehr viele Menschen leben davon, dass die
Wahrheit auf Erden so schwer zu finden ist:
die Detektive, Rechtsanwälte, Richter, Schriftsteller,
Wissenschaftler, Philosophen, Geistlichen
und viele andere.«

GEORGES SIMENON

»Ein Zahnarzt ist ein Mann,
der gegen Bezahlung Reißaus nimmt.«

HEINZ ERHARDT

»Ich habe mich für den Motorsport entschieden,
weil ich da nicht so früh aufstehen muss.«

KIMI RÄIKKÖNEN

»Chirurgen sind die einzigen Menschen,
die ohne fremden Blinddarm und ohne fremde
Mandeln nicht leben können.«

PETER SELLERS

»Du bist geil auf den Applaus, die Anerkennung – und die Mädchen.
Das ist alles, worum es bei einer Band geht. Nicht um irgendwelche hochtrabenden Botschaften, du willst einfach flachgelegt werden.
Und wenn du dir eine Gitarre umhängst, hast du tatsächlich automatisch mehr Sex.
Das ist eine ganz simple Gleichung.«

LEMMY KILMISTER

»Alles, was man für einen Krimi braucht, ist ein guter Anfang und ein Telefonbuch, damit die Namen stimmen.«

GEORGES SIMENON

»Vielleicht bewerbe ich mich mal um die Präsidentschaft, lass mich durch eine Unterschriftenliste als Kandidat aufstellen. Im ganzen Land würde ich Werbetafeln aufstellen lassen mit meinem Wahlspruch: Ich brauch 'ne Flasche, nur 'ne kleine, dann bring ich Amerika auf die Beine. Ich würde das Oval Office des Präsidenten in eine riesige Bar verwandeln, mit Flaschen die ganze Wand entlang, und in den Gängen einarmige Banditen aufstellen.
Das gäb 'ne Party, mein lieber Mann!«

FRANK SINATRA

»Eine Stripteasetänzerin ist eine Frau, die zum Ausziehen dreimal so lange braucht wie andere Frauen zum Anziehen.«

PETER SELLERS

»Dramatiker und Rausschmeißer träumen immer von einem großen Wurf.«
JOACHIM RINGELNATZ

»Was aus mir geworden wäre, wenn ich kein Rolling Stone geworden wäre? Ein Faulenzer, aber ein hochklassiger.«
KEITH RICHARDS

»Verärgere niemals das Publikum, sonst ist es aus mit dir.«
SAMMY DAVIS JR.

»Ich ertrage nicht, wenn mir ein Schauspieler oder eine Schauspielerin erzählen will, es sei harte Arbeit. Es ist leicht, und jeder der das Gegenteil behauptet, musste noch nie den ganzen Tag auf seinen Füßen stehen und mit Blackjack-Karten dealen.«
DEAN MARTIN

»Der ängstlichste Mann in einem Gefängnis ist sein Direktor.«
GEORGE BERNARD SHAW

»Ich beherrsche drei Arten der Mimik: nach rechts, nach links und geradeaus schauen.«
ROBERT MITCHUM

»Ich habe zwei Stile des Schauspiels:
mit oder ohne Pferd.«
ROBERT MITCHUM

»Ein Bankier ist ein Mensch, der seinen Schirm verleiht, wenn die Sonne scheint, und ihn sofort zurückhaben will, wenn es zu regnen beginnt.«
MARK TWAIN

Eine besondere Spezies sind allerdings die Wissenschaftler. In keiner Berufsgruppe ist die Nerd-Dichte höher. Auch die Feingeister **Tournier** und **Kleist** waren etwas befremdet ob des Pragmatismus ihrer Kollegen aus den Naturwissenschaften, was sie wie folgt in Worte gossen:

»Für den Physiker oder Chemiker haben der Regen in Irland, das Rote Meer, der Titicacasee und der Tau in meinem Garten etwas Gemeinsames: Es ist immer H_2O!«
MICHEL TOURNIER

»Bei den Küssen seines Weibes denkt ein echter Chemiker nichts, als dass ihr Atem Stickgas und Kohlenstoffgas ist.«
HEINRICH VON KLEIST

Aber nicht nur die Wissenschaft, jede Form des Expertentums scheint anderswo Skepsis auszulösen. Wie sonst ließen sich folgende kritische Aussagen zur Gattung der Spezialisten deuten?

»Ein Experte ist ein Mann,
der hinterher genau sagen kann,
warum seine Prognose nicht gestimmt hat.«
WINSTON CHURCHILL

»Spezialisten des Fußballs sind nur bedingt
einsetzbar. Das beunruhigt mich.
Dilettanten sind überall einsetzbar.
Das beruhigt mich.«
ERNST HAPPEL

»Spezialisten sind Leute, die nur eine Saite
auf ihrer Fiedel haben.«
HENRY MILLER

Bleiben wir noch kurz bei der Wissenschaft. Denn die hat unsere Männer sehr beschäftigt. Politiker wie **Franklin D. Roosevelt** oder **Franz-Josef Strauß** haben sich berufsbedingt einiges zur Arbeit des Statistikers einfallen lassen.

»Wenn man den Kopf in der Sauna hat und
die Füße im Kühlschrank, sprechen Statistiker von
einer angenehmen mittleren Temperatur.«
FRANZ-JOSEF STRAUSS

»Ich stehe Statistiken etwas skeptisch gegenüber.
Denn laut Statistik haben ein Millionär und ein
armer Kerl jeder eine halbe Million.«
FRANKLIN D. ROOSEVELT

»Zwei Männer sitzen im Wirtshaus.
Der eine verdrückt eine ganze Kalbshaxe,
der andere trinkt zwei Maß Bier.
Statistisch gesehen ist das für jeden eine
Maß Bier und eine halbe Haxe,
aber der eine hat sich überfressen,
und der andere ist besoffen.«

FRANZ-JOSEF STRAUSS

Dagegen sind andere Wissenschaften durchaus anerkannt. Bei aller berechtigten Skepsis …

»Wenn die Theorie auf die Erfahrung warten sollte,
käme sie nie zustande.«

NOVALIS

»Der Begriff ›Fortschritt‹ allein setzt bereits
die Horizontale voraus.
Er bedeutet ein Weiterkommen und
kein Höherkommen.«

JOSEPH ROTH

»Hypothesen sind Netze; nur der wird fangen,
der auswirft.«

NOVALIS

»Zukunftsforschung ist die Kunst, sich zu kratzen,
bevor es einen juckt.«

PETER SELLERS

»Indes sie forschten, röntgten, filmten, funkten,
entstand von selbst die köstlichste Erfindung:
der Umweg als die kürzeste Verbindung
zwischen zwei Punkten.«

ERICH KÄSTNER

Jetzt aber genug gearbeitet! Man muss sich beizeiten auch ausruhen. Und unsere Männer wären nicht glaubhaft, hätten sie es nicht auch in einer anderen Disziplin zu absoluter Meisterschaft gebracht: der Kunst des Müßiggangs. Allerdings sind auch mahnende Stimmen eingestreut, denn das wissen unsere Männer so gut wie niemand sonst: Wie leicht der gepflegte Müßiggang doch in Träg- und Faulheit ausartet ...

»Verschiebe nicht auf morgen,
was genauso gut auf übermorgen verschoben
werden kann.«

MARK TWAIN

»Die Kunst des Ausruhens ist ein
Teil der Kunst des Arbeitens.«

JOHN STEINBECK

»Auch der Aufschub hat seine Freuden.«

JOHANN WOLFGANG VON GOETHE

»Es gibt kein Recht auf Faulheit
in unserer Gesellschaft.«

GERHARD SCHRÖDER

»Männer von Geist sollen nicht
mit Arbeit geplagt werden.«

OSCAR WILDE

»Ein Vergnügen, das mir als Pflicht aufgegeben wird,
ist mir nicht willkommen.«

OVID

»Wie viel Schönheit gibt es doch überall,
und das alles ist uns verborgen,
und alles fliegt vorbei, ohne dass wir es sehen.
Die Menschen jagen hin und her
und wissen nichts, können sich an nichts freuen,
weil sie keine Zeit und keine Lust dazu haben.«

MAXIM GORKI

»Wer nur um den Gewinn kämpft,
erntet nichts, wofür es sich lohnt zu leben.«

ANTOINE DE SAINT-EXUPÉRY

»Um drei Uhr ist es immer entweder schon zu spät
oder noch zu früh für alles, was man tun will.«

JEAN-PAUL SARTRE

»Man steht so früh auf, weil man so viel zu tun hat,
und man legt sich so früh zu Bett,
weil man so gar nichts zu denken hat.«

OSCAR WILDE

»Bach hatte zwanzig Kinder.
Tagsüber hat er auf Pferde gewettet,
nachts hat er gefickt und am Vormittag gesoffen.
Komponiert hat er zwischendurch.«

CHARLES BUKOWSKI

»Ich arbeite bis Bier Uhr.«

STEPHAN KING

KAPITEL ZEHN

»ERFOLG IST NUR HALB SO SCHÖN, WENN ES NIEMANDEN GIBT, DER EINEN BENEIDET.«

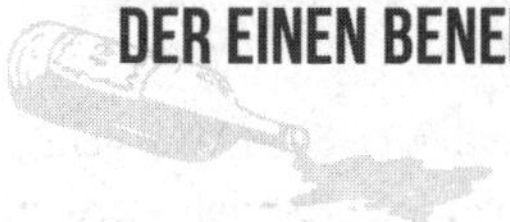

WIE ICH REICH UND ERFOLGREICH WERDE

Nachdem wir ein wenig rund um die Arbeit philosophiert haben, gehen wir nun in medias res. Wie kann ich Erfolg haben? Vielleicht sogar mit möglichst wenig oder möglichst angenehmer Arbeit? Und wie kann ich Geld verdienen? Viel Geld, am besten! Wie kann ich damit glücklich werden? Erstaunlich umfangreich ist dies Kapitel geworden. Es gab offenbar sehr viele betrunkene Männer, die sich sehr viele Gedanken zu diesem Thema gemacht haben. Wir gliedern zum Zwecke der Übersichtlichkeit deshalb das Kapitel in sieben Schritte zum Erfolg.

ERSTER SCHRITT: SCHAFFE DIE VORAUSSETZUNGEN!

Die einzig vernünftige Grundlage bei Hausbau wie Karriere (und auch beim gepflegten Saufgelage) ist ein solides Fundament. Nichts anderes, als ein solches zu schaffen, bevor man aufbricht und die Welt erobert, raten uns unsere betrunkenen Männer. Wichtig ist zunächst eine Erkenntnis: Man sollte immer seinen eigenen Weg gehen, seinen eigenen Gedanken und Gefühlen folgen.

»Sei du selbst! Alle anderen sind bereits vergeben.«

OSCAR WILDE

»Wer in den Fußstapfen eines anderen wandelt,
hinterlässt keine eigenen Spuren.«

WILHELM BUSCH

»Nur wer seinen eigenen Weg geht,
kann von niemandem überholt werden.«

MARLON BRANDO

»Man muss etwas Neues machen,
um etwas Neues zu sehen.«

GEORG CHRISTOPH LICHTENBERG

»Was ich will, kann ich auch.«

RASPUTIN

Das Risiko sollte man dabei nicht scheuen. Und bitte, keine Angst vor der Angst, denn die gehört dazu! Auch bei großen Persönlichkeiten.

»Wenn wir etwas erreichen wollen,
müssen wir Risiko auf uns nehmen.«

ERNST HAPPEL

»Was wäre das Leben, hätten wir nicht den Mut,
etwas zu riskieren?«

VINCENT VAN GOGH

»Mut ist, wenn man Todesangst hat,
aber sich trotzdem in den Sattel schwingt.«

JOHN WAYNE

»Damit das Mögliche entstehe, muss immer
wieder das Unmögliche versucht werden.«

HERMANN HESSE

»In Fehler führt uns Flucht vor Fehlern.«

HORAZ

»Wenn einer keine Angst hat,
hat er keine Phantasie.«

ERICH KÄSTNER

Fleiß und Ausdauer sind wichtige Grundlagen, um Erfolg zu haben. Sogar diejenigen, die zeitlebens ganz außerordentliche Begabungen gezeigt haben, schätzten den Faktor Talent als sehr gering ein. Alles, was zählt, ist der Fleiß. Den inneren Schweinehund zu überwinden. Früh aufstehen. Hinsetzen und anfangen. Die sogenannte Inspiration kommt dann schon irgendwann.

»Den Fortschritt verdanken wir den Kurzschläfern.
Langschläfer können nur bewahren.«

E.T.A. HOFFMANN

»Ein bisschen Talent kann nicht schaden,
will man ein Schriftsteller sein.
Aber was man wirklich braucht, ist die Fähigkeit,
sich an jede Narbe zu erinnern.«

STEPHEN KING

»Die Talente sind oft gar nicht so ungleich,
im Fleiß und im Charakter liegen
die Unterschiede.«

THEODOR FONTANE

»Der Künstler ist nichts ohne die Begabung,
aber die Begabung ist nichts ohne Arbeit.«

ÉMILE ZOLA

»Ein frei denkender Mensch bleibt
niemals dort stehen,
wo der Zufall ihn hinstößt.«

HEINRICH VON KLEIST

»Talent ist billiger als Tafelsalz. Was das talentierte
Individuum vom erfolgreichen trennt, ist eine
Menge harter Arbeit.«

STEPHEN KING

»Jeder hat Talent. Selten ist der Mut,
dem Talent an den dunklen Ort zu folgen,
an den es führt.«

EDGAR ALLAN POE

»Die einzige Inspiration, die ich jemals benötigte,
war ein Anruf von einem Produzenten.«

COLE PORTER

»Courage ist gut, aber Ausdauer ist besser.«

THEODOR FONTANE

»Ausdauer wird früher oder später belohnt –
meistens aber später.«

WILHELM BUSCH

»Erfolg hat immer das gleiche Prinzip:
Fleiß, Ausdauer, Begabung und Glück.«

HEINER LAUTERBACH

»Es hängt immer von den eigenen Entscheidungen
ab, ob man unter die Räder kommt oder
ob man seinen Weg geht. Schon Kant sagte:
›Wir sind verantwortlich für uns selbst.‹
In England mögen wir Kant, allein schon wegen
seines Nachnamens.«

LEMMY KILMISTER

»Bitte nicht um eine leichte Bürde –
bitte um einen starken Rücken.«

FRANKLIN D. ROOSEVELT

»Fleiß ist die Wurzel aller Hässlichkeit.«

OSCAR WILDE

Stets bescheiden und demütig sollte man sein, allzeit bereit, sich kritisch zu hinterfragen, immer offen dafür, etwas Neues zu lernen. Durchaus auch mal vom vermeintlichen Gegner und Widersacher.

»Selbstkritik ist ebenso notwendig,
wie es notwendig ist, sich zu waschen.«

MAXIM GORKI

»Wenn man seiner Meinung mal richtig nachgeht,
trifft man meist auf eine bessere.«

ERNST HAPPEL

»Sich selbst darf man nicht für so göttlich halten,
dass man seine eigenen Werke nicht gelegentlich
verbessern könnte.«

LUDWIG VAN BEETHOVEN

»Wenn eine Theorie quer zur Wirklichkeit liegt,
könnte es sein, dass mit der
Theorie etwas nicht stimmt.«

GERHARD SCHRÖDER

»Jede Minute, jeder Mensch, jede Begebenheit
kann dir eine nützliche Lehre sein,
wenn du sie nur zu verstehen versuchst.«

HEINRICH VON KLEIST

»Mit jedem Gewinner gibt es auch einen Verlierer.
Aber der hätte nicht verlieren müssen.
Vielleicht hatte er nur die falsche Strategie.«

BUZZ ALDRIN

»Die meisten Menschen sind bereit zu lernen,
aber nur die wenigsten, sich belehren zu lassen.«
WINSTON CHURCHILL

»Ich bin dankbar für schärfste Kritik,
wenn sie nur sachlich bleibt.«
OTTO VON BISMARCK

»Hören Sie sich alles an, alle Ratschläge und
Kritiken, aber tun Sie dann, was Sie selber
für richtig halten.«
MAXIM GORKI

»Es ist auch erlaubt, sich vom Feind
belehren zu lassen.«
OVID

»Man muss verdienten und unverdienten Tadel
ertragen können, sobald einem an der guten
Meinung anderer etwas gelegen ist,
weil man nur dadurch fähig wird, seine Fehler
zu verbessern oder die ungerechten Urteile zu
widerlegen, welche gegen uns gefällt werden.«
GEORGE WASHINGTON

Sei bedächtig, kühl, denk nach! Und habe Geduld, Geduld, Geduld …

»Rede ruhig, rede langsam und sage nicht viel.«
JOHN WAYNE

»Man kann eine Brücke nicht überqueren,
bevor sie gebaut ist.«

J. R. EWING

»Wenn man eine Eiche pflanzt, darf man nicht
die Hoffnung hegen, nächstens in ihrem Schatten
zu ruhen.«

ANTOINE DE SAINT-EXUPÉRY

»Sattle kein Pferd, das du nicht reiten kannst.«

JOHN WAYNE

»Die Ungeduld verlangt das Unmögliche,
nämlich die Erreichung des Ziels ohne die Mittel.«

GEORG WILHELM FRIEDRICH HEGEL

Um das Ziel, welches ja gern mal sehr hoch gesteckt wird, zu erreichen, können vor allem Vorbilder helfen. Aber man sei vorsichtig bei deren Auswahl. Unsere Männer haben da so ihre Erfahrungen gemacht.

»Wenn du einen Ansporn finden möchtest, such dir
ein berühmtes Vorbild aus deiner Heimat, und
versuche, mehr zu erreichen. Bei mir ist dies
allerdings nicht so leicht. Nur zwei berühmte
Menschen kommen aus Stoke-on-Trent; der eine
bin ich und der andere war Kapitän und hat die
Titanic versenkt – das ist nicht zu toppen.«

ROBBIE WILLIAMS

»Bei Vorbildern ist es unwichtig, ob es sich
dabei um einen großen toten Dichter,
um Mahatma Gandhi oder um Onkel Fritz
aus Braunschweig handelt,
wenn es nur ein Mensch ist, der im gegebenen
Augenblick ohne Wimpernzucken gesagt oder
getan hat, wovor wir zögern.«

ERICH KÄSTNER

Eines ist sowieso nie verkehrt: Spaß und Erfüllung in dem zu finden, was man tut. Das ist ein enormer Erfolgsfaktor.

»Der Mensch soll lernen, nur die Ochsen büffeln.«

ERICH KÄSTNER

»Ein Mensch, der um anderer willen, ohne dass es
seine eigene Leidenschaft, sein eigenes Bedürfnis ist,
sich um Geld oder Ehre oder sonst etwas abarbeitet,
ist immer ein Tor.«

JOHANN WOLFGANG VON GOETHE

»Etwas gerne tun, macht jede Last leichter.«

OVID

»Ein Maler ist ein Mann, der malt, was er verkauft.
Ein Künstler ist dagegen ein Mann,
der das verkauft, was er malt.«

PABLO PICASSO

Und was passiert, wenn man nun die besten Vorsätze geschaffen hat? Wie geht es weiter? Theorien und gute Absichten sind das eine. Man kann planen, durchdenken und lernen, soviel man will, am allerwichtigsten ist aber, irgendwann auch mal zu handeln. Und sich nicht beirren zu lassen. Also: Ende mit Blabla und Konferenzen. Jetzt wird angepackt und losgelegt!

»Keine große Idee wurde jemals in einer
Konferenz geboren, aber eine Menge tollkühner
Ideen sind dort gestorben.«

F. SCOTT FITZGERALD

»Der Worte sind genug gewechselt,
Lasst mich auch endlich Taten sehn;
Indes ihr Komplimente drechselt,
Kann etwas Nützliches geschehn.«

JOHANN WOLFGANG VON GOETHE

Es ist ein ziemlicher Unfug, erst gar nicht mit etwas anzufangen, weil man Respekt oder gar Angst vor der Größe der Aufgabe hat. Oder der Kleinheit. Alles ist machbar, wenn man es nur in vernünftige Schritte unterteilt. Alles kann Spaß machen, wenn man nur genug Sinn hineindefiniert. **Stephen King** schreibt einfach ein Wort nach dem anderen, und **Richard Burton** findet, wenn man schon Müll macht, dann wenigstens den besten.

»Wenn ich gefragt werde ›Wie schreiben Sie?‹,
antworte ich ohne zu zögern:
›Ein Wort nach dem anderen.‹«

STEPHEN KING

»Nichts widersteht, Berge fallen und Meere weichen vor einer Persönlichkeit, die handelt.«

ÉMILE ZOLA

»Die meisten großen Taten, die meisten großen Gedanken haben einen belächelnswerten Anfang.«

ALBERT CAMUS

»Gedanken sind nicht stets parat.
Man schreibt auch, wenn man keine hat.«

WILHELM BUSCH

»Es ist sinnlos zu sagen: Wir tun unser Bestes. Es muss dir gelingen, das zu tun, was erforderlich ist.«

WINSTON CHURCHILL

»Wer nur begann, der hat schon halb vollendet.«

HORAZ

»Es ist nicht genug, zu wissen,
man muss auch anwenden.
Es ist nicht genug, zu wollen,
man muss auch tun.«

JOHANN WOLFGANG VON GOETHE

»Amateure sitzen da und warten auf Inspiration, der Rest steht auf und macht sich an die Arbeit.«

STEPHEN KING

»Carpe diem! Nutze den Tag!«
HORAZ

»Disziplin ist der wichtigste Teil des Erfolgs.«
TRUMAN CAPOTE

»Der Versuch ist der erste Schritt zum Versagen.«
HOMER SIMPSON

»Früchte, die dir entkommen wollen,
pflücke mit schneller Hand!«
OVID

»Im Leben gibt es etwas Schlimmeres,
als keinen Erfolg zu haben:
Das ist, nichts unternommen zu haben.«
FRANKLIN D. ROOSEVELT

»Wenn du schon Müll produzieren sollst,
dann mach wenigstens den besten Müll.«
RICHARD BURTON

DRITTER SCHRITT: GEHE GUT MIT ANDEREN UM!

Nun hat man also den Allerwertesten hochbekommen, das Gerede beendet und begonnen zu handeln. Unweigerlich kommen einem nun andere Handelnde in die Quere, seien es Vorgesetzte, Konkurrenten oder aber Geschäftspartner. Höchste Zeit für ein paar Verkehrsregeln im Umgang mit anderen im Geschäftsleben.

Zunächst sollte man sich unbedingt im Klaren darüber sein, dass jedweder Neid, der einem entgegenschlägt, schon mal das erste Kompliment ist. Nicht immer sind Neid und Missgunst also etwas Negatives.

»Die Anzahl der Neider bestätigt
unsere Fähigkeiten.«
OSCAR WILDE

»Der Neid ist die aufrichtigste Form
der Anerkennung.«
WILHELM BUSCH

»Erfolg ist nur halb so schön,
wenn es niemanden gibt, der einen beneidet.«
NORMAN MAILER

»Jeder Eindruck, den man macht, schafft Feinde.
Um populär zu bleiben, muss man mittelmäßig sein.«
OSCAR WILDE

»Gewinn anderer wird fast wie
Verlust empfunden.«
WILHELM BUSCH

»Erfolg ist so ziemlich das Letzte,
was einem vergeben wird.«
TRUMAN CAPOTE

Auch denke man stets daran, dass Reden nur Silber ist, Schweigen aber … deutlich mehr wert!

»Es lohnt sich immer, eine Frage zu stellen,
wenn es sich auch nicht immer lohnt,
eine Frage zu beantworten.«
OSCAR WILDE

»Gute Unterhaltung besteht nicht darin,
dass man etwas Gescheites sagt,
sondern dass man etwas Dummes anhören kann.«
WILHELM BUSCH

»Rate niemandem, der dich nicht fragt,
und wenn du es tust, so sei es mit wenigen Worten.«
GEORGE WASHINGTON

»Wird man unerwartet gebeten,
eine Rede zu halten, so erschrecke man nicht,
sondern fasse sich. Aber kurz!«
HEINZ ERHARDT

»Wo Worte selten, haben sie Gewicht.«
WILLIAM SHAKESPEARE

»Gesegnet seien jene, die nichts zu sagen haben
und den Mund halten.«
OSCAR WILDE

Höflichkeit und Charme haben noch nie geschadet, will man erfolgreich werden, sein oder bleiben.

»Die geschickteste Art, einen Konkurrenten
zu besiegen, ist, ihn in dem zu bewundern,
worin er besser ist.«
PETER ALTENBERG

»Um geliebt zu werden, sei liebenswürdig.«
OVID

»Gib dich jeder Frau gegenüber so, als seist du in sie
verliebt, und jedem Manne, als sei er dir überlegen,
und nach einer Saison wirst du den Ruf
des vollkommensten Gentleman haben.«
OSCAR WILDE

Was nicht heißt, dass man nicht anecken und immer nett zu allen sein soll. Der große betrunkene und polyglotte **Franz-Josef Strauß** packte das in fünf griffige Worte:

»Everybody's darling is everybody's Depp.«
FRANZ-JOSEF STRAUSS

VIERTER SCHRITT: AGIERE CLEVER!

Handeln allein reicht natürlich nicht. Man sollte stets strategisch klug und gewitzt agieren, um auf der Straße des Erfolgs zu gehen. Klugheit ist das eine, und auch der Charme wurde bereits erwähnt, aber Gelassenheit und Abstand zu den Dingen verhelfen zu jener Souveränität, die uns unwiderstehlich werden lässt.

»Einfach reden, aber kompliziert denken –
nicht umgekehrt.«
FRANZ-JOSEF STRAUSS

»Man spricht durch Schweigen.
Und man schweigt mit Worten.«
ERICH KÄSTNER

»Donner ist gut und eindrucksvoll,
aber die Arbeit leistet der Blitz.«
MARK TWAIN

»Wer nicht auf seine Weise denkt,
denkt überhaupt nicht.«
OSCAR WILDE

»Ich sage wenig, denke desto mehr.«
WILLIAM SHAKESPEARE

»Denke langsam, agiere schnell!«
BUSTER KEATON

»Ein Kaufmann macht durch allzu
großes Rühmen die Ware, die ihm feil ist,
nur verdächtig.«
HORAZ

Ganz wichtig: fokussieren. Immer das wirklich Wichtige im Blick behalten!

»Erfolgsregel: Ich jage nie zwei Hasen auf einmal.«
OTTO VON BISMARCK

»Lass ihn im Galoppe tollen,
Reite ruhig deinen Trab!
Ein zu ungestümes Wollen
Wirft von selbst den Reiter ab.«
WILHELM BUSCH

»Man muss abwarten können.
Die Neugierde ist der Tod der Freude.«
ERICH KÄSTNER

»Man verliert die meiste Zeit damit,
dass man Zeit gewinnen will.«
JOHN STEINBECK

»Natürlich können Drogen die künstlerische Arbeit
befeuern, das weiß man von Goethe, Freud,
Bukowski und vielen anderen.
Aber die haben eben auch die Regel befolgt:
im Rausch schreiben, nüchtern gegenlesen.«
UDO LINDENBERG

Zudem sollte man frech, gerissen, einfallsreich und unverschämt sein. Und auch mal das eine oder andere Gesetz übertreten – wenn es an der Zeit ist …

»Erfolg ist das Kind der Keckheit.«
ERICH KÄSTNER

»Wenn man nicht der Stärkere ist,
muss man der Klügere sein.«

ÉMILE ZOLA

»Regeln lenken den weisen Mann.
Der Dummkopf befolgt sie.«

OSCAR WILDE

»Die drei kleinen Merksätze,
die dich durchs Leben bringen, sind:
1.) Übernimm du mal bitte!
2.) Gute Idee, Chef!
3.) Das war schon so, als ich kam.«

HOMER SIMPSON

»Nichts ist so aufreizend wie Gelassenheit.«

OSCAR WILDE

»Wer einen großen Skandal verheimlichen will,
inszeniert am besten einen kleinen.«

FRIEDRICH DÜRRENMATT

»Gerissene Psychiater schicken Schizophrenen
zwei Rechnungen.«

PETER SELLERS

»Überall herrscht Zufall.
Lass deine Angel nur hängen;
wo du's am wenigsten glaubst,
sitzt im Strudel der Fisch.«
OVID

»Im Leben kommt es darauf an,
Hammer oder Amboss zu sein –
aber niemals das Material dazwischen.«
NORMAN MAILER

FÜNFTER SCHRITT: STECKE RÜCKSCHLÄGE WEG!

Wer wagt, der gewinnt. Manchmal verliert er auch. Aber das Scheitern gehört dazu. Alle großen Entdecker und Visionäre mussten anfangs den Spott der ewig Mittelmäßigen ertragen. Wenn es also schiefgeht, sollte das kein Grund sein, aufzugeben oder sich ohne gründliche Analyse in Selbstzweifel zu stürzen.

»Die Kunst ist, einmal mehr aufzustehen,
als man umgeworfen wird.«
WINSTON CHURCHILL

»Verwechsle nie eine einzelne Niederlage mit
einer abschließenden Niederlage.«
F. SCOTT FITZGERALD

»Menschen mit einer neuen Idee gelten so lange
als Spinner, bis sich die Sache durchgesetzt hat.«
MARK TWAIN

»Was uns als eine schwere Prüfung erscheint,
erweist sich oft als Segen.«
OSCAR WILDE

»Ein Fehlschlag ist die Würze,
die dem Erfolg sein Aroma gibt.«
TRUMAN CAPOTE

»Auch aus Steinen, die dir in den Weg gelegt werden,
kannst du etwas Schönes bauen.«
JOHANN WOLFGANG VON GOETHE

»Jeder andere wäre nach solchen
Exzessen erledigt gewesen.
Es ist vielleicht die Ehrlichkeit, mit der ich
zu meinen Schandtaten gestanden habe.«
HARALD JUHNKE

»Wenn du beim ersten Mal keinen Erfolg hast,
versuch's noch mal.
Aber dann lass es. Es bringt nichts,
sich zum Narren zu machen.«
W. C. FIELDS

»Schwierigkeiten scheinen nur da zu sein,
um überwunden zu werden.«
E. T. A. HOFFMANN

»Wenn man Fehler gemacht hat, bezeichnet man
das selbst gern als Erfahrungen sammeln.«
OSCAR WILDE

»Kein Weiser jammert um Verlust:
Er sucht mit freudigem Mut ihn zu ersetzen!«
WILLIAM SHAKESPEARE

»Verloren. Macht nichts. Nächstes Spiel gewinnen.«
BRANKO ZEBEC, ALS ES ZUR
HALBZEITPAUSE 0:2 STAND

»Die Hässlichen und die Dummen haben es
am besten in dieser Welt.
Sie können ruhig dasitzen und das Spiel begaffen.
Sie wissen nichts von Siegen,
aber auch Niederlagen bleiben ihnen erspart.
Sie leben dahin, wie wir alle es sollten: ungestört,
gleichgültig und ohne Missbehagen.«
OSCAR WILDE

»Alles seit je.
Nie was anderes.
Immer versucht.
Immer gescheitert.
Einerlei.
Wieder versuchen.
Wieder scheitern.
Besser scheitern.«
SAMUEL BECKETT

»Die einzige Todsünde ist: aufgeben.«
STEPHEN KING

»Seine eigenen Erfahrungen bedauern heißt,
seine eigene Entwicklung aufhalten.«
OSCAR WILDE

»Ich kann nichts dafür, dass meine Bilder sich nicht
verkaufen lassen. Aber es wird die Zeit kommen,
da die Menschen erkennen, dass sie mehr wert sind
als das Geld für die Farbe.«
VINCENT VAN GOGH

»Nie entmutigt sein. Geheimnis meines Erfolges.«
ERNEST HEMINGWAY

»Fehler sind das Tor zu neuen Entdeckungen.«
JAMES JOYCE

»Es ist ein großer Vorteil im Leben,
die Fehler, aus denen man lernen kann,
möglichst früh zu begehen.«
WINSTON CHURCHILL

SECHSTER SCHRITT: VERSTEH DEN CHEF! ODER NOCH BESSER: SEI DER CHEF!

Ein Chef kann ein großzügiger und verständiger Mann sein, der weise und bedacht ein Klima schafft, in dem es Spaß macht, zu arbeiten und produktiv zu sein. Ein Chef kann aber auch ein Riesenarschloch sein, ein beziehungsgestörter Schinder, der nur sich selbst und seinen armseligen Posten im Kopf hat und dem es letztlich egal ist, wie es den Mitarbeitern (und damit auch dem Unternehmen) geht.

Ein guter Chef zu sein, erfordert vielleicht ein paar Bemühungen mehr, aber es lohnt sich. Unsere betrunkenen Männer wissen das.

»Den Charakter eines Menschen erkennt man
erst dann, wenn er Vorgesetzter geworden ist.

ERICH MARIA REMARQUE

»Einen wirklich großen Mann
erkennt man an drei Dingen:
Großzügigkeit im Entwurf,
Menschlichkeit in der Ausführung
und Mäßigkeit beim Erfolg.«

OTTO VON BISMARCK

»Ich habe keine Angst vor einem Heer von Löwen,
das von einem Schaf angeführt wird.
Ich habe aber Angst vor einem Heer von Schafen,
das von einem Löwen angeführt wird.«

ALEXANDER DER GROSSE

»Wirklich komische Leute können in bedeutende
Positionen kommen und große Auswirkungen auf
die Geschichte haben.«

GEORGE W. BUSH

»Es gibt zu viele Wichtigtuer,
die nichts Wichtiges tun.«

FRIEDRICH DÜRRENMATT

»Die Gunst der Großen wird nicht selten
bloß dadurch verloren, dass man ihnen sich
zu ähnlich stellt.«

HORAZ

»Um eines Mächtigen Gunst zu buhlen,
deucht dem Unerfahrenen süß,
gefährlich dem Erfahrenen.«

HORAZ

»Wer das Geld bringt, kann die Ware nach
seinem Sinne verlangen.«

JOHANN WOLFGANG VON GOETHE

»Das Konzept, Menschen Geld vor die Nase zu
halten, um sie zum Arbeiten zu bewegen, ist kein
Naturgesetz, sondern eine Wachstumsspirale.
Wir haben das so lange gemacht, dass wir vergessen
haben, dass es auch andere Wege gibt.«

F. SCOTT FITZGERALD

»Gewöhnlich findet sich das Geld erst ein, wenn das
Gewissen zu verdorren beginnt. Je mehr Geld,
desto weniger Gewissen.«

MAXIM GORKI

Irgendwann gelangt man schließlich ans Ziel: Erfolg, Macht, Ruhm, Glück, Geld – oder was auch immer man als Ziel definiert. Kann auch etwas ganz anderes sein, wir lassen das an dieser Stelle bewusst offen. Denn Erfolg und Glück sind relativ und selten an Reichtum festzumachen. Besonders den Satz des alten Schnapsbruders **W.C. Fields** sollte man sich wie einen guten Whisky auf der Zunge zergehen lassen.

»Ein reicher Mann ist nichts anderes als
ein armer Mann mit Geld.«

W.C. FIELDS

»Was bedeutet schon Geld? Ein Mensch ist
erfolgreich, wenn er zwischen Aufstehen und
Schlafengehen das tut, was ihm gefällt.«

BOB DYLAN

»Vielleicht verdirbt Geld den Charakter.
Auf keinen Fall aber macht Mangel
an Geld ihn besser.«

JOHN STEINBECK

Sicher ist, dass nach Erreichung des Ziels eine gewisse Zufriedenheit einkehren sollte, das meint auch **Frank Sinatra**. Denn nun steht man auch über denen, die einem Übles wollten. Man hat Dinge erreicht, die besonders sind, das darf genossen werden.

»Großer Erfolg ist die allerbeste Rache.«

FRANK SINATRA

Heinrich von Kleist und **Amy Winehouse** wissen ebenfalls um das Besondere des mit eigener Kraft Geschaffenen, das um vieles wertvoller ist als das Geschenkte.

»Denn das Erworbne, wär's mit einem Tropfen
Schweiß auch nur erworben, ist uns mehr als
das Gefundne wert.«
HEINRICH VON KLEIST

»Ein Star zu sein, bedeutete für mich,
dass ich nunmehr an Orten beleidigt werden
konnte, an denen der durchschnittliche Schwarze
niemals hoffen durfte, hinzukommen
und beleidigt zu werden.«
SAMMY DAVIS JR.

»Wenn man genug Geld hat, stellt sich der
gute Ruf ganz von selbst ein.«
ERICH KÄSTNER

»Letztlich bekommt jeder von uns genau das, was er
verdient – aber nur die Erfolgreichen geben das zu.«
GEORGE BERNARD SHAW

»Das Leben belohnt dich so viel mehr, wenn du
dich anstrengst, als wenn du nur nimmst, was dir
auf dem Silbertablett gereicht wird.«
AMY WINEHOUSE

Aber Vorsicht! Erfolg führt zu neuen, ungeahnten Herausforderungen, mit denen zumindest **Johnny Cash** so nicht gerechnet hat. Und manchmal hat man auf dem Weg zum Erfolg eben doch das wirklich Wichtige im Leben außer Acht gelassen. Den Zeigefinger erheben nicht nur unsere alten Römer.

»Erfolg zu haben heißt, sich um jeden Scheiß in der Welt Gedanken zu machen, außer um Geld.«
JOHNNY CASH

»Wen Habsucht plagt, der fürchtet zu verlieren, und wer sich fürchtet, heißt nimmermehr ein freier Mann.«
HORAZ

»Den Gewinn zu beschützen, bedarf so viel Kraft, wie ihn erst zu erwerben.«
OVID

»Doch Sorge folgt und nimmersatte Gier dem wachsenden Gewinn.«
HORAZ

»Ich wurde mit einem großen Talent geboren, und das geht manchmal auch mit einem zerstörerischen Element einher. So wie ich beim Fußball jeden übertreffen wollte, versuchte ich auch, beim Ausgehen alle zu übertreffen.«
GEORGE BEST

»Die manische Jagd nach Erfolg kostete mich alles,
was ich lieben könnte:
meine Frau, meine drei Kinder, einige Freunde,
mit denen ich gern alt geworden wäre.«

SAMMY DAVIS JR.

KAPITEL ELF

»MAN BRAUCHT DICH NUR ETWAS NÄHER KENNENLERNEN, UM ZU WÜNSCHEN, DASS MAN DICH NIE GETROFFEN HÄTTE.«

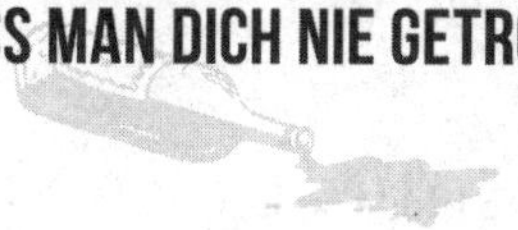

VOM UMGANG MIT ARSCHLÖCHERN

Kluge Köpfe sind oft Misanthropen. Sie gehen dem Monster Mensch gern großräumig aus dem Weg. Das vertiefen wir an anderer Stelle noch einmal. Nun bleibt es aber kaum jemandem erspart, immer auch mit unangenehmen Zeitgenossen zu interagieren, sei es beruflich, auf Ämtern und vielleicht auch mal privat. Man trifft auf Ruppigkeit, Rücksichtslosigkeit, schlechte Manieren oder auch einfach nur Bosheit. Man schlägt sich mit dem Chef herum, der seine eigene Unfähigkeit an einem auslässt, dem Geschäftspartner, der einen über den Tisch zieht, oder dem Kollegen, der hintenrum schlecht über einen redet. Der vermeintliche Freund, der einen belügt. Und, und, und …

Immer fragt man sich: Warum gibt es so viele Arschlöcher auf der Welt? Und wie, um Gottes willen, geht man mit ihnen um? Wie lässt man sie Verachtung spüren, wann hilft Gelassenheit? Unsere schlauen Männer haben natürlich Antworten darauf.

Nähern wir uns dem heiklen Thema mit einigen mitunter drastischen Sätzen zu menschlichen Charakteren an und für sich.

»Die angenehmsten Menschen sind jene,
die nie gelebt haben.«

EDGAR ALLAN POE

»Die Menschen mögen sich noch so fein waschen
und noch so fein parfümieren – sie stinken.«

SAMUEL BECKETT

»Die Hölle ist leer,
Und alle Teufel sind hier!«

WILLIAM SHAKESPEARE

»Glaube unbedingt an das Gute im Menschen
und rechne mit dem Schlechten in ihm.«

FRIEDRICH DÜRRENMATT

»Haltet euch fern von den Idioten!
Die Regel lautet: acht von zehn.
Acht Idioten an einem guten Tag. Sonst: neun.
An einem schlechten Tag triffst du zehn Leute,
und einer wie der andere ist ein kompletter
Vollidiot.«

LEMMY KILMISTER

»Einige erzeugen Freude, wohin immer sie gehen;
andere, wann immer sie gehen.«

OSCAR WILDE

»Man braucht dich nur etwas näher kennenlernen, um zu wünschen, dass man dich nie getroffen hätte.«

HANS FALLADA

»Natur bringt wunderliche Käuz' ans Licht.«

WILLIAM SHAKESPEARE

»Ich bin durchaus nicht zynisch, ich habe nur Erfahrung – und das ist so ziemlich dasselbe.«

OSCAR WILDE

»Ein Blick in die Welt beweist, dass Horror nichts anderes ist als Realität.«

ALFRED HITCHCOCK

»Wir erfinden Horror, um mit dem realen Horror klar zu kommen.«

STEPHEN KING

»Nach manchen Gesprächen mit Menschen hat man den Wunsch, einen Hund zu streicheln, einem Affen zuzulächeln und vor einem Elefanten den Hut zu ziehen.«

MAXIM GORKI

»Wenn du einen verhungernden Hund auf liest und
machst ihn satt, dann wird er dich nicht beißen.
Das ist der Grundunterschied zwischen Hund und
Mensch.«
MARK TWAIN

»Die Menschen sind entweder charmant
oder langweilig.
Es ist absurd, sie in gut und böse einzuteilen.«
OSCAR WILDE

Was uns heute oftmals auffällt, ist die besondere Dummheit, die viele boshafte Menschen in sich tragen . Nicht selten mit dem Drang gepaart, sich wichtig zu machen, hochnäsig zu sein, umgebremst zu quasseln (zu viel und zu laut) und eine zur Arroganz gewordene, unverschämte Selbstgewissheit zu besitzen. Das war natürlich auch schon unseren betrunkenen Männern bewusst:

»Die Dummheit geht oft Hand in Hand
mit Bosheit.«
HEINRICH HEINE

»Nur Schurken sind vom Erfolg überzeugt.
Deswegen haben sie Erfolg.«
CHARLES BAUDELAIRE

»Durch Heftigkeit ersetzt der Irrende,
was ihm an Wahrheit und an Kräften fehlt.«
JOHANN WOLFGANG VON GOETHE

»Wenn ein Kopf besonders hoch getragen wird,
ist er wahrscheinlich hohl.«

HELMUT QUALTINGER

»Hohle Töpfe haben den lautesten Klang!«

WILLIAM SHAKESPEARE

»Wenn der Mensch nichts Gutes in sich fühlt,
verfällt er bisweilen darauf, mit seiner Schlechtigkeit
aufzutrumpfen.«

MAXIM GORKI

»Es gibt nichts Schöneres,
als dem Schweigen eines Dummkopfes zuzuhören.«

HELMUT QUALTINGER

»Ein Kluger bemerkt alles, ein Dummer macht
über alles eine Bemerkung.«

HEINRICH HEINE

Leider kommt derlei Menschenschlag oft auch sehr einnehmend, geradezu charmant daher. Das macht es mitunter schwierig, nicht darauf hereinzufallen. Also aufgepasst und folgende Leitsätze gemerkt!

»Alles, was gigantische Formen annimmt,
kann imponieren – auch die Dummheit.«

ERICH KÄSTNER

»Schreibtafel her, ich muss mir's niederschreiben,
Dass einer lächeln kann und immer lächeln
Und doch ein Schurke sein.«

WILLIAM SHAKESPEARE

»Zum Lügen gehören immer zwei.
Einer, der lügt, und einer, der es glaubt.«

HOMER SIMPSON

»Man kann nicht vorsichtig genug sein
in der Wahl seiner Feinde.«

OSCAR WILDE

»Es umgibt Arschlöcher eine servile Freundlichkeit – und zur selben Zeit etwas Umtriebiges. Es umgibt sie gleichzeitig dieses Unerwünschte. Als spiegele sich in ihren Augen das Unwohlsein, das sie bei anderen auslösen, zum Beispiel bei, hmm, Sensibelchen wie mir. Gefährlich im Alltag sind die hier: diese speziellen Stiefellecker, die mit den nervösen Pupillen. Ich hab' die immer sofort unschädlich gemacht.«

LEMMY KILMISTER

»Lieber etwas misstrauisch als etwas tot.«

JAMES BOND

»Wir dürfen die Menschen nicht nach ihren
Freunden beurteilen.
Lasst uns nicht vergessen, dass auch Judas
untadelige Freunde hatte.«

PAUL VERLAINE

»Leute, die zu nichts fähig sind,
sind zu allem fähig.«

JOHN STEINBECK

Besonders unangenehm wird Dummheit (die zunächst ja nur nervt) allerdings, wenn sie in praktizierte Gemeinheit umschlägt und dann möglicherweise gegen uns gerichtet wird. Gerüchte, Lügen, Mobbing. Tröstliches haben unsere Männer aber auch hier parat.

»Jeder Mensch von Genie hat seine Verleumder.«

EDGAR ALLAN POE

»Ein gutes Gewissen lacht über die
Lügen des Gerüchts.«

OVID

»Mir liegt überhaupt nichts daran, zu erfahren,
was die Leute hinter meinem Rücken sagen.
Das macht mich viel zu eingebildet.«

OSCAR WILDE

»Wer die Dummköpfe gegen sich hat,
verdient Vertrauen.«

JEAN-PAUL SARTRE

»Es kann der Frömmste nicht im Frieden bleiben,
Wenn es dem bösen Nachbar nicht gefällt.«

FRIEDRICH SCHILLER

»Es ist schlimm, wenn alle über einen reden,
aber es ist noch schlimmer, wenn keiner
über einen redet.«

OSCAR WILDE

Wie aber reagieren? Mit Gelassenheit? Mit Humor? Das wären zumindest Möglichkeiten.

»Bist du wütend, zähl bis vier,
Hilft das nicht, dann explodier.«

WILHELM BUSCH

»Ein Scherz, ein lachend Wort, entscheidet
oft die größten Sachen treffender und besser als
Ernst und Schärfe.«

HORAZ

»Humor ist der Knopf, der verhindert,
dass uns der Kragen platzt.«

JOACHIM RINGELNATZ

»Besser einander beschimpfen als
einander beschießen.«

WINSTON CHURCHILL

»Schlagfertigkeit ist etwas, worauf man erst
vierundzwanzig Stunden später kommt.«

MARK TWAIN

Auf jeden Fall sollte man sich unangenehmen Situationen und Personen auch mal stellen. Keinesfalls verkriechen.

»Man braucht vor niemand Angst zu haben.
Wenn man jemanden fürchtet, dann kommt
es daher, dass man diesem Jemand Macht über
sich eingeräumt hat.«

HERMANN HESSE

Mitunter hilft auch ein deutliches Wort. Hier drei Vorschläge: die britisch-elegante Variante, die aus dem Leben und die eher derbhessische. Schließlich darf in diesem Kapitel auch der ultimative Klassiker im Wortlaut nicht fehlen!

»Es gibt einen Kraftausdruck,
der trifft voll und ganz auf Sie zu.«

JAMES BOND

»Ich sagte zu dem Stiefellecker: ›Hör zu!
Ich stehe jeden Abend in einer Wand aus Lärm.
Ich weiß, was die Leute brauchen. Du weißt es nicht.
Ich bin an der Basis. Du bist es nicht.
Ich bin ein Rock 'n' Roller. Und du bist ein Arschloch.‹«

LEMMY KILMISTER

»Vor Ihro Kayserliche Majestät, hab ich,
wie immer schuldigen Respect.
Er aber, sags ihm, er kann mich im Arsche lecken.«

JOHANN WOLFGANG VON GOETHE

Oder wie wäre es mit einem fröhlich' Liedchen? Dazu hat Musikgenie **Wolfgang Amadeus Mozart** Bahnbrechendes ersonnen: einen sechsstimmigen Kanon, der sich zur Not aber auch alleine anstimmen ließe.

»Leck mich im Arsch g'schwindi, g'schwindi!
Leck im Arsch mich g'schwindi! Leck mich,
leck mich, leck mich, leck mich, leck mich.
Leck mich, leck mich, leck – g'schwindi, g'schwindi,
g'schwindi, g'schwindi!
G'schwindi, g'schwindi, g'schwindi, g'schwindi!
Leck mich im Arsch g'schwindi,
g'schwindi, g'schwindi!
G'schwindi, g'schwindi, g'schwindi,
g'schwindi, g'schwindi!
Leck mich im Arsch g'schwindi, g'schwindi!
Leck im Arsch mich.
Leck mich im Arsch g'schwindi!
Leck mich.«

WOLFGANG AMADEUS MOZART

Oder man sagt einfach gar nichts. Da besteht großer Konsens bei unseren betrunkenen Weisen, von **Winston Churchill** bis **Jesus Christus**.

»Mit bösen Worten, die man ungesagt
hinunterschluckt, hat sich noch niemand
den Magen verdorben.«

WINSTON CHURCHILL

»Toleranz ist vor allem die Erkenntnis,
dass es keinen Sinn hat, sich aufzuregen.«

HELMUT QUALTINGER

»Vergib stets deinen Feinden. Nichts ärgert sie so.«

OSCAR WILDE

»Das Leben ist ein Kampf; Höflichkeit aber ist das Feigenblatt, mit dem man das Viehische und Tierische im Menschen verdecken kann.«

MAXIM GORKI

»Liebet eure Feinde; segnet, die euch fluchen; tut wohl denen, die euch hassen; bittet für die, so euch beleidigen und verfolgen.«

JESUS CHRISTUS; MATTHÄUS 5,44

Letzteres ist viel verlangt, aber gut, es kommt aus sehr heiligem Munde. Aber richtig viel verlangt ist der Edelmut, den **Alexander der Große** einst als besonders bedeutsam darstellte:

»Das ist königlich, dass man Böses über sich sagen lässt von einem, dem man Gutes getan.«

ALEXANDER DER GROSSE

Bleiben wir realistisch. Denn bei allem Ärger sollte man zur Erkenntnis gelangen, dass einem auch schlimme Feinde, sprich die größten Arschlöcher, durchaus von Nutzen sein könnten. Und dann wird's interessant. Das gefällt auch dem Normalcharakter womöglich besser als gar göttlicher Edelmut …

»Heilige Pflicht ist's, auch vom Gegner zu lernen!«

OVID

»Lache nie über die Dummheit der anderen.
Sie ist deine Chance.«

WINSTON CHURCHILL

»Ihr sollt lernen, Schläge einzustecken und
zu verdauen.
Sonst seid ihr bei der ersten Ohrfeige,
die euch das Leben versetzt, groggy.
Denn das Leben hat eine verteufelt große
Handschuhnummer, Herrschaften!«

ERICH KÄSTNER

»Gegen alle Menschen äußerlich nie die
Verachtung merken lassen,
die sie verdienen, denn man kann nicht wissen,
wo man sie braucht.«

LUDWIG VAN BEETHOVEN

»Auf die bösen Menschen ist Verlass,
sie ändern sich wenigstens nicht.«

WILLIAM FAULKNER

»Nur Feinde sagen die Wahrheit;
Freunde und Liebende lügen unendlich,
gefangen im Netz der Pflicht.«

STEPHEN KING

Die Ultima Ratio eines **Alfred Hitchcock** (oder verstehen wir da etwas miss?) lassen wir einfach mal unkommentiert so stehen.

»Natürlich hat es schon perfekte Morde gegeben –
sonst wüsste man ja etwas von ihnen.«
ALFRED HITCHCOCK

Trotz aller blinden Wut sollte man allerdings vorsichtig sein. Schnell schießt man übers Ziel hinaus, richtet sich der Groll auf das Arschloch letztlich gegen uns selbst. Einige Sätze zwischen Pragmatismus (**Bond**) und Poesie (**Hesse**):

»Es gibt da ein altes chinesisches Sprichwort:
Bevor du auf Rache sinnst,
schaufle lieber zwei Gräber.«
JAMES BOND

»Auch wenn man die Leute aus gutem Grund
beschimpft, muss man maßhalten.«
MAXIM GORKI

»Das Wort verwundet leichter, als es heilt.«
JOHANN WOLFGANG VON GOETHE

»Wer drei Feinde hat,
muss sich mit zweien vertragen.«
MAXIM GORKI

»Wenn wir einen Menschen hassen, so hassen wir
in seinem Bilde etwas, was in uns selber sitzt.
Was nicht in uns selber ist, das regt uns nicht auf.«
HERMANN HESSE

Das sind Worte wie Baldrian. Wenn aber alles nichts hilft, bleibt doch nur die Rache. Oder zumindest der Gedanke daran. Denn selbst ein Poet wie **Heinrich Heine** hat manchmal wahrhaft morbide Gedanken.

»Es gibt kein angenehmeres Geschäft,
als dem Leichenbegräbnis eines Feindes zu folgen.«

HEINRICH HEINE

»Schlechtes Benehmen halten die Leute doch
nur deswegen für eine Art Vorrecht, weil keiner
ihnen aufs Maul haut.«

KLAUS KINSKI

»Schlage zuerst, bevor die anderen dich schlagen.«

RASPUTIN

»Ich vergesse nie die Menschen,
die mir einmal einen Gefallen getan haben.
Und ich vergesse nie die, die das nicht getan haben.«

J. R. EWING

»Krieg ist ein Spiel, bei dem man lächelt.
Wenn man nicht lächeln kann,
sollte man grinsen. Wenn man nicht grinsen kann,
sollte man sich für eine Zeit nicht blicken lassen.«

WINSTON CHURCHILL

»Sich selbst zu ärgern, macht Spaß.
Andere zu ärgern, macht glücklich.«
LI TAI PO

Am allerbesten fährt man wohl immer noch damit, sich mit Arschlöchern nicht allzu lange abzugeben. Denn es gibt ja immer auch die guten und besonderen Menschen. Denen besonders viel Zeit und Aufmerksamkeit zu widmen, kann ebenso eine Strategie sein.

»Schenken Sie, was Sie an Güte besitzen,
drei, vier Menschen, nicht der Menschheit.«
JOSEPH ROTH

»Verschwende nicht die Zeit mit
schlechten Menschen:
Gemeines Rohr wird nie dir Zucker geben.«
LUDWIG VAN BEETHOVEN

»Auf unsere Feinde und die, die heute nicht
anwesend sind – pfeifen wir auf sie!«
FRANK SINATRA

KAPITEL ZWÖLF

»WER MIR WAS VOM GOLDENEN LEBENSABEND QUATSCHT, DEM HAU ICH DAS GEBISS RAUS.«

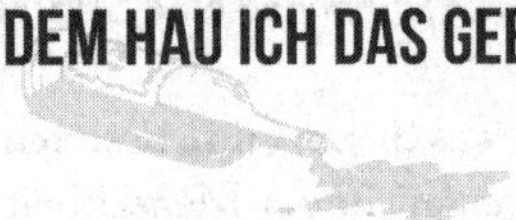

AUCH BETRUNKENE MÄNNER WERDEN ÄLTER – ABER IMMERHIN BLEIBT IHNEN DIE WEISHEIT

Älter werden ist nicht leicht. Die Jahre fliegen dahin, und mit wachsendem Galgenhumor wird jeder runde Geburtstag immer trübsinniger begangen. Ein Faktum, dem sich auch unsere betrunkenen Männer ausführlich gewidmet haben. Wie ist das denn nun mit dem Älterwerden? Zunächst mal fällt der Blick in den Spiegel so manch einem schwerer, so trotzig er auch sein mag.

»Von einem bestimmten Alter an ist jeder Mensch
für sein Gesicht verantwortlich.«
ALBERT CAMUS

»Was ich habe, ist Charakter in meinem Gesicht.
Es hat mich eine Masse langer Nächte und Drinks
gekostet, das hinzukriegen.«
HUMPHREY BOGART

»Wenn ich nur dieses Gesicht kämmen könnte,
dachte ich, aber das geht nicht.«
CHARLES BUKOWSKI

Nicht nur die Haut wird faltig und die Knochen schwach. Alles war irgendwie mal besser. Und man hat doch darauf hingearbeitet, immer reicher und vor allem weiser zu werden ... Klappt nur irgendwie nicht. Einziger Trost: auch bei großen und weisen Männern nicht. Immerhin können sie das Elend in schöne Worte fassen.

»Das Menschenleben ist seltsam eingerichtet:
Nach den Jahren der Last hat man die
Last der Jahre.«
JOHANN WOLFGANG VON GOETHE

»Man braucht zwei Jahre, um sprechen zu lernen,
und fünfzig, um schweigen zu lernen.«
ERNEST HEMINGWAY

»Wer sich die Fähigkeit erhalten will, Schönes zu
sehen, darf seine alten Eltern nicht besuchen.«
JACK KEROUAC

»Die junge Generation hat auch heute noch
Respekt vor dem Alter – allerdings lediglich beim
Wein, beim Whisky und bei Möbeln.«
TRUMAN CAPOTE

»Keine Kunst ist's, alt zu werden,
es ist Kunst, es zu ertragen.«
JOHANN WOLFGANG VON GOETHE

»Wenn wir alt werden, so beginnen wir zu
disputieren, wollen klug sein und doch sind wir
die größten Narren.«

MARTIN LUTHER

»Es ist mit den Jahren wie mit
den sibyllinischen Büchern:
Je mehr man ihrer verbrennt,
desto teurer werden sie.«

JOHANN WOLFGANG VON GOETHE

»Wer mir was vom goldenen Lebensabend quatscht,
dem hau ich das Gebiss raus.«

KLAUS KINSKI

Auch mit der Liebe respektive der Libido ist alles nicht mehr so, wie man es gern hätte. Selbst wenn die Pharmaindustrie hilft, das Nötigste aufzustellen, so ist der Geist doch müde und der Körper bequem geworden. Und unsere Knaben hier hatten ja noch nicht mal die Pharmaindustrie.

»Doch schmerzlich denkt manch alter Knaster,
Der von vergangenen Zeiten träumt,
An die Gelegenheit zum Laster,
Die er versäumt.«

WILHELM BUSCH

»Als ich jung war, waren alle meine Glieder
gelenkig bis auf eins.
Jetzt, wo ich alt bin, sind alle meine Glieder steif,
bis auf eins.«

JOHANN WOLFGANG VON GOETHE

»Nebenbei, Liebling, du bist ein wenig zu alt,
um ohne Kleider herumzulaufen.«

J. R. EWING

»Wenn man über sechzig ist, dann ist der
Hüftschwung schon ein bisschen gedämpfter.«

HARALD JUHNKE

»Man muss rechnen können. Und sei es auch
nur so viel, dass man mit fünfzig kein Mädchen
von zwanzig heiratet.«

MAXIM GORKI

»Versuchungen bekämpft man am besten
mit Geldmangel und Rheumatismus.«

JOACHIM RINGELNATZ

»Man müsste nochmals zwanzig sein –
mit den Adressen von heute.«

HARALD JUHNKE

»Alte Knaben haben genauso ihr Spielzeug wie die
jungen, der Unterschied liegt lediglich im Preis.«

BENJAMIN FRANKLIN

»Mit dem Vergnügen ist es wie
mit der Lebensversicherung:
Je älter man wird, desto mehr kostet es.«

FRANK SINATRA

»Wehe dir, dass du kein Tor warst jung,
Da die Grazie dir Duldung noch erflehte!
Du wirst, Stax, nun im Alter es sein.«

HEINRICH VON KLEIST

»Junge Leute möchten treu sein und sind es nicht,
alte möchten untreu sein und können es nicht.«

OSCAR WILDE

Aber wo sind denn nun die Weisheit und die Erkenntnis, die mit den Jahren über uns kommen sollten? Hatten wir uns alles etwas tiefgründiger vorgestellt … Was kann man den Kindern und Enkeln denn nun mit auf den Weg geben?

»Erst bei den Enkeln ist man dann so weit,
dass man die Kinder ungefähr verstehen kann.«

ERICH KÄSTNER

»Für alles im Leben muss man bezahlen.
Und je später man dies tut,
desto höher werden die Zinsen.«

JOHN STEINBECK

»Die Zeit mag Wunden heilen,
aber sie ist eine miserable Kosmetikerin.«

MARK TWAIN

»Das Alter hört sich gern,
auch wenn es nichts zu sagen hat.«

JOHANN WOLFGANG VON GOETHE

»Wenn ich mein Leben noch einmal leben könnte,
würde ich die gleichen Fehler machen.
Aber ein bisschen früher, damit ich mehr
davon habe.«

MARLENE DIETRICH

»Die Vergangenheit ist wie ein Teppich.
Man kann auf ihm schreiten oder
auf ihm ausrutschen.«

JOHN STEINBECK

»Dass wir wieder werden wie die Kinder,
ist eine unerfüllbare Forderung.
Aber wir können zu verhüten suchen,
dass die Kinder werden wie wir.«

ERICH KÄSTNER

»Wer mit neunzehn kein Revolutionär ist,
hat kein Herz.
Wer mit vierzig immer noch ein Revolutionär ist,
hat keinen Verstand.«

THEODOR FONTANE

»Mit zwanzig regiert der Wille, mit dreißig der
Verstand und mit vierzig das Urteilsvermögen.«

BENJAMIN FRANKLIN

»Es gibt zwei Sorten von unglücklichen Menschen: solche, denen ihr Herzenswunsch all ihr Leben lang nicht in Erfüllung geht, und solche, denen er in Erfüllung geht. Die ersteren sind immerhin noch die Glücklicheren von beiden.«

GEORGE BERNARD SHAW

»Was kann man einem Zwanzigjährigen
schon sagen, wenn man 63 ist?
Die Fehler, die ich gemacht habe,
gibt's schon gar nicht mehr.«

LEMMY KILMISTER

Genug gejammert! Es muss doch Gutes geben, wenn man älter wird. Bitte etwas mehr Gelassenheit, meine Herren, und bitte: Etwas mehr Würde!

»Ich hasste nicht so sehr, sechzig zu werden,
wie ich es hasste, fünfzig zu werden«

SAMMY DAVIS JR.

»Denn es ist gut, wenn uns die verrinnende Zeit
nicht als etwas erscheint,
das uns verbraucht und zerstört wie die Handvoll
Sand, sondern als etwas, das uns vollendet.«

ANTOINE DE SAINT-EXUPÉRY

»Nichts vergoldet die Vergangenheit so sehr
wie ein schlechtes Gedächtnis.«

JOHN STEINBECK

»Alles, was schön ist, bleibt schön,
auch wenn es welkt.«

MAXIM GORKI

»Auf Dinge, die nicht mehr zu ändern sind,
Muss auch kein Blick zurück mehr fallen!
Was getan ist, ist getan und bleibt's.«

WILLIAM SHAKESPEARE

»Der Herbst ist der Frühling des Winters.«

HENRI DE TOULOUSE-LAUTREC

»Dem Greis geziemt es doppelt,
Mit süßem Tand zu spielen,
Je näher er dem Ende.«

ANAKREON

»Die meisten Menschen legen ihre Kindheit ab
wie einen alten Hut.
Sie vergessen sie wie eine Telefonnummer,
die nicht mehr gilt.
Ihr Leben kommt ihnen vor wie eine Dauerwurst,
die sie allmählich aufessen, und was gegessen
worden ist, existiert nicht mehr.«

ERICH KÄSTNER

»Besser ist's, man hat in der Jugend zu kämpfen,
als im Alter.«

GOTTFRIED KELLER

»Wenn du es mochtest, ein Teenager zu sein,
dann stimmt etwas wirklich nicht mit dir.«
STEPHEN KING

»Nichts macht so alt wie der ständige Versuch,
jung zu bleiben.«
ROBERT MITCHUM

Na bitte, es geht doch! Und für all die, die noch nicht alt sind, hier ein paar Tipps, damit später nicht Reue und Verbitterung über einen hereinbrechen: rechtzeitig das Leben leben und sich austoben, solange es noch nicht zu teuer, zu peinlich und zu gesundheitsschädlich ist. Oder alles miteinander. Betrunkene Männer rütteln auf:

»Ich will leben, bevor ich sterbe.«
WOLFGANG AMADEUS MOZART

»Man lebt nur einmal in der Welt,
hat nur einmal diese Kräfte,
diese Aussichten, und wer sie nicht
zum besten braucht,
wer sich nicht so weit treibt als möglich, ist ein Tor.«
JOHANN WOLFGANG VON GOETHE

»Wir fragen immer nur, ob es ein Leben
nach dem Tode gebe.
Wir sollten fragen: Gibt es ein Leben
nach der Geburt?«
SAMUEL BECKETT

»Für 90 Prozent der Menschen besteht
der Sinn des Lebens darin, es zu fristen.«
HELMUT QUALTINGER

»Eilig entschwindet die Zeit,
unmerklich beschleicht uns das Alter.«
OVID

»Eine Jugendsünde ist, wenn man jung ist
und sie verpasst.«
ERICH MARIA REMARQUE

»›S' ist schlimm, wenn man alt wird‹,
das Alter spricht,
›aber schlimmer ist es, man wird es nicht!‹«
HEINZ ERHARDT

»Der moderne Mensch kennt offenbar kein
höheres Ziel, als gesund zu sterben.«
PETER SELLERS

»Wenn ich irgendwelche kleinen Geräte brauche,
die mit Schläuchen an mir dran hängen, sei's drum,
dann lauf ich damit rum. Das ist okay.
Und wenn ich malle bin, stellt mir Eiscreme hin
und dreht den Fernseher an. Danke!«
LEMMY KILMISTER

»Liebe, lüge und sei hübsch!
Denn morgen müssen wir sterben.«

JAMES JOYCE

»Vergessenkönnen ist das Geheimnis
ewiger Jugend.
Wir werden alt durch Erinnerung.«

ERICH MARIA REMARQUE

»Ich will ein riesiger, heller Komet sein, ein Meteor. Jeder bleibt stehen, zeigt nach oben und krächzt: ›Da, was ist das?‹ Dann – schhhht – bin ich verschwunden und sie werden nie mehr so etwas wiedersehen … aber ich werde ihnen nie mehr aus dem Kopf gehen – nie.«

JIM MORRISON

»Es ist vollbracht!«

JESUS CHRISTUS;
NACH JOHANNES 19,30

KAPITEL DREIZEHN

»ANDERE MENSCHEN SIND ZIEMLICH SCHRECKLICH. DIE EINZIG MÖGLICHE GESELLSCHAFT IST MAN SELBER.«

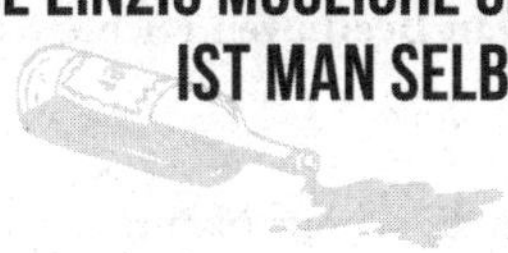

KLUGE MENSCHEN SIND OFT GEHÖRIGE MISANTHROPEN, UND DAS MUSS NICHTS SCHLECHTES SEIN

Viele unser betrunkenen Männer waren und sind veritable Einzelgänger, die lieber mit sich selbst, bestenfalls noch mit einer guten Flasche Scotch in der Hand ihre Tage verbrachten. Bei vielen war diese allgemeine Menschenverachtung berufsbedingt und sorgte (unter anderem) für die großen schöpferischen Werke, die wir noch heute genießen können. Nicht zuletzt in diesem Büchlein.

Aber wir Durchschnittsmenschen können noch viel mehr von dieser misanthropischen Grundeinstellung profitieren. Denn wer kennt das nicht, dass ihn andere plagen, nerven, ja auch angreifen und das Leben zur Hölle machen? Deshalb listen wir gegen Ende dieses Buches noch ein paar tröstliche und aufrührerische Gedanken zum Thema »Misanthropie« auf. Auch dass Alleinsein nicht immer etwas Schlimmes sein muss, lernen wir in diesem Kapitel von unseren betrunkenen Dichtern und Denkern.

Womit anfangen? Vielleicht mit ein paar Worten eines wirklich weit gereisten betrunkenen Mannes, des zweiten Mannes auf dem Mond, **Edwin ›Buzz‹ Aldrin.**

»Es ist nicht wirklich schön da oben. Romantisch?
Nein, absolut desolat. Enttäuschend.
Absolut keine Indikation von irgendeinem Leben.
Nur Sand, Mondstaub, keine Farbe.
Irgendwie eine prächtige Einsamkeit.«
EDWIN ›BUZZ‹ ALDRIN

Aber man muss nicht zum Mond fliegen, um durch Einsamkeit die Seele auszulüften. **Ludwig van Beethoven** reichte da ein näherliegendes Ausflugsziel.

»Blick in die schöne Natur,
und beruhige dein Gemüt.«
LUDWIG VAN BEETHOVEN

So weit also noch keine störenden Einflüsse. Aber man ahnt es: Durch die bloße Anwesenheit anderer wird es bald schon kompliziert. Wie sagte schon **Jean-Paul Sartre**:

»Die Hölle, das sind die anderen.«
JEAN-PAUL SARTRE

Damit hat er einen neuralgischen Punkt getroffen. Auch andere äußern sich nicht besonders freundlich über ihre Mitmenschen.

»Ich habe eine große Zärtlichkeit und
Bewunderung für die Erde und keine Spur
davon für meine Generation.«
ERNEST HEMINGWAY

»Ich bin frei von allen Vorurteilen. Ich hasse alle
gleich.«
W. C. FIELDS

»Ich hasse das gewöhnliche Volk und halte es fern.«

HORAZ

»Ich lebe für mich und antworte niemandem.«

STEVE MCQUEEN

»Der Starke ist am mächtigsten allein.«

FRIEDRICH SCHILLER

»Ich mag eigentlich keine Menschen.
Ich bin ein Einzelgänger, und wenn ich tun könnte,
was ich wollte, würde ich jeden Tag mit dem Hund
spazieren gehen, mit niemandem sprechen und
dann sterben.«

TONY ADAMS

»Ich bin einer der wenigen ehrlichen Menschen,
die ich kenne.«

F. SCOTT FITZGERALD

»Andere Menschen sind ziemlich schrecklich.
Die einzig mögliche Gesellschaft ist man selber.«

OSCAR WILDE

Das klingt in der Tat nicht sonderlich erbaulich. Manche von unseren betrunkenen Männern wurden im Laufe ihres Lebens offenbar immer wieder enttäuscht. Sei es persönlich oder auch in der Gesamtbetrachtung der sie umgebenden Menschen.

»Die Menschheit ist ein Buch, das immer
wieder von Neuem aufgelegt wird,
ohne die Aussicht, jemals ein Bestseller zu werden.«

WILLIAM FAULKNER

»Ich bin immer töricht gewesen,
an das Gute im Menschen zu glauben.«

PAUL GAUGUIN

Bleibt die Frage: Warum ist man eigentlich von so viel Dummheit und Durchschnittlichkeit umgeben? Wer ist schuld? Gott natürlich! Das befanden gleich zwei unserer betrunkenen Männer.

»Als Gott den Menschen erschuf,
war er bereits müde; das erklärt manches.«

MARK TWAIN

»Ich glaube, dass sich Gott, als er den Menschen
erschaffen hat, gewaltig überschätzt hat.«

OSCAR WILDE

»Gott hat den Menschen erschaffen,
weil er vom Affen enttäuscht war.
Danach hat er auf weitere Experimente verzichtet.«

MARK TWAIN

Das alles mag auf den ersten Blick etwas harsch klingen, diese geballte Misanthropie. Einfach nur alle hassen, das erscheint doch etwas undifferenziert. Aber es geht auch anders, denn manch einer kann gut begründen, warum er andere meidet oder schlecht über sie denkt.

Denn oftmals ist es doch gar nicht zwingend notwendig, dumm

zu sein. Der Mensch könnte durchaus besser sein, wenn er sein Potenzial ausschöpfen könnte und vor allem wollte. Genies wie unsere betrunkenen Männer hat das schon immer in die Raserei getrieben. Und sei es nur die fehlende Fähigkeit, anderen nicht übermäßig auf die Nerven zu gehen.

»Alle Menschen haben die Anlage, schöpferisch
tätig zu sein. Nur merken es die meisten nie.«
TRUMAN CAPOTE

»Das menschliche Wissen ist dem menschlichen
Tun davongelaufen, das ist unsere Tragik.
Trotz aller unserer Kenntnisse verhalten wir uns
immer noch wie die Höhlenmenschen von einst.«
FRIEDRICH DÜRRENMATT

»Es gibt drei Sorten von Menschen:
solche, die sich zu Tode sorgen;
solche, die sich zu Tode arbeiten;
und solche, die sich zu Tode langweilen.«
WINSTON CHURCHILL

»Katzen erreichen mühelos,
was uns Menschen versagt bleibt:
durchs Leben zu gehen, ohne Lärm zu machen.«
ERNEST HEMINGWAY

»Erstaunlich, dass der Mensch nur hinter
seiner Maske ganz er selbst ist.«
EDGAR ALLAN POE

»Der Jammer mit der Menschheit ist,
dass die Klugen feige, die Tapferen dumm und
die Fähigen ungeduldig sind. Das Ideal wäre der
tapfere Kluge mit der nötigen Geduld.«

TRUMAN CAPOTE

»Der Mensch ist das einzige Lebewesen,
das erröten kann. Es ist aber auch das einzige,
was Grund dazu hat.«

MARK TWAIN

Aber nicht nur der Mitmensch, auch das Leben selbst wird als solches nicht zwingend gebilligt. Wobei wir ›Leben‹ auch so verstehen, dass es das Zusammen-Leben mit anderen beinhaltet. Daher sind folgende Weisheiten in diesem Kapitel gut aufgehoben:

»Sie glauben gar nicht, welch ein elender
Abklatsch schlechter Romane das Leben ist.«

JOSEPH ROTH

»Manchmal ist mir, als hätte man uns
in einen Film gesperrt.
Wir kennen unseren Text, wir wissen,
wo wir gehn und stehn sollen […]
und es gibt keine Kamera.
Aber wir können nicht mehr raus.
Und es ist ein schlechter Film.«

CHARLES BUKOWSKI

»Leben ist eine Bühne, aber das Stück
ist schlecht besetzt.«

OSCAR WILDE

»Da wurde mir klar, dass entweder ich
verrückt war oder die Welt.
Und ich tippte auf die Welt.
Und natürlich hatte ich recht.«

JACK KEROUAC

Andere sehen sich selbst nicht zwingend in einer besseren oder überlegenen Position. Für **Stephen King** sind alle, auch er selbst, einfach nur verrückt.

»Ich denke, wir sind alle geisteskrank.
Diejenigen, die deswegen nicht eingesperrt sind,
verbergen es nur ein wenig besser.
Aber das macht es letztendlich
nicht unbedingt besser.«

STEPHEN KING

»Etwas langweilt mich. Ich glaube, das bin ich.«

DYLAN THOMAS

»Wie glücklich viele Menschen wären,
wenn sie sich genauso wenig um die
Angelegenheiten anderer kümmern würden,
wie um die eigenen.«

GEORG CHRISTOPH LICHTENBERG

Optimismus, da sind sich viele einig, wird generell überbewertet. Und ist ohnehin gar nicht sooo leicht zu produzieren.

»Ein moderner Optimist ist ein Mensch,
der von den Ereignissen laufend dementiert wird.«

PETER SELLERS

»Jeder Mensch hat das Recht auf schlechte Laune.
Man sollte das in die Verfassung aufnehmen.«
GEORGES SIMENON

»Ein Pessimist ist ein ausgelernter Optimist.«
FRANZ-JOSEF STRAUSS

Ratschläge sind diesbezüglich also schwierig. Was soll man demnach tun, außer sich von den Menschen und ihrer Erbärmlichkeit vollständig zurückzuziehen? Manch einer probiert es aber doch mit der Konfrontation. **Oscar Wilde** auf Reisen, **William Faulkner** mit Nachdenken und schlauwerden.

»Intelligenz ist die Fähigkeit,
seine Umgebung zu akzeptieren.«
WILLIAM FAULKNER

»Man muss den Menschen vor allem
nach seinen Lastern beurteilen.
Tugenden können vorgetäuscht sein.
Laster sind echt.«
KLAUS KINSKI

»Ich reise niemals ohne mein Tagebuch.
Man sollte immer etwas Aufregendes zu lesen
bei sich haben.«
OSCAR WILDE

»Stille kommt von den Göttern,
nur Affen schwätzen.«
BUSTER KEATON

Merke:
Irgendwo auf der Welt findet man immer eine Handvoll akzeptabler Charaktere. Wobei es für **Alfred Hitchcock** keine Alternative ist, sich den Lieben daheim zuzuwenden, wenn man die von draußen überhat. Nein, nach seiner launigen Ansicht sind gerade die, die einem qua Geburt und Stammbaum nahestehen, besonders kritisch zu betrachten:

»Alle schlechten Eigenschaften
entwickeln sich in der Familie.
Das fängt mit Mord an und geht über Betrug
und Trunksucht bis zum Rauchen.«
ALFRED HITCHCOCK

Man sollte versuchen, das Positive zu sehen. Misanthropie und die daraus oft resultierende Einsamkeit können immer auch schöne Augenblicke mit sich bringen. Einer, der dies sehr gut auszudrücken wusste, ist **Hermann Hesse**. In seinem großen Werk *Der Steppenwolf* stellt er zunächst fest:

»Einsamkeit ist Unabhängigkeit.«
HERMANN HESSE

Ein Slogan, den er (natürlich) auch auszuführen weiß:

»Einsam ist, wer die Schönheit zu erleben
und von ihr zu sagen weiß.
Es ist die Einsamkeit des Berufenen,
er darf die Kinderwelt und das Kinderleben der
andern nicht teilen. Dafür hört er die Stimmen,
die jene nie hören. Und außerdem gibt es für seine
Einsamkeit, wie für jede, die Lösung und Erlösung:
das Erkennen des Einen und Ganzen hinter allen
Vereinzelungen.«
HERMANN HESSE

Für den Großmeister des Aphorismus, **Oscar Wilde**, sind das Kennen und Schätzen der Einsamkeit auch zwingende Voraussetzungen, um überhaupt mit anderen Menschen verkehren zu können. Und er sieht das Menschenfeindliche in sich auch als besondere Qualität, den anderen gerade *nicht* auf die Nerven zu gehen.

»Wenn du Einsamkeit nicht ertragen kannst,
dann langweilst du vielleicht auch andere.«
OSCAR WILDE

»Die Philanthropie ist einfach die Zuflucht
solcher Leute geworden, die ihre Mitmenschen
zu belästigen wünschen.«
OSCAR WILDE

Denn sich immer gleich einzumischen, das kommt nie gut an, das wusste auch schon **Hans Fallada**:

»Jeder nimmt es dir übel, wenn du ihn seine
Dummheiten nicht allein machen lässt.«
HANS FALLADA

»Mancher ertrinkt lieber, als dass er um Hilfe ruft.«
WILHELM BUSCH

Sich aber nicht der als feist und primitiv erachteten Herde angehörig zu fühlen, kann dennoch zu Gefühlen des Verlassenseins führen. Es ist hart, anders zu sein und die anderen mit Verachtung betrachten zu müssen. Gleichzeitig haben hochintelligente Zeitgenossen offenbar keine andere Wahl. Lassen wir uns von ihren Worten trösten …

»Es ist traurig, eine Ausnahme zu sein.
Aber noch trauriger ist es, keine zu sein.«

PETER ALTENBERG

»Die Verzweiflung schickt uns Gott nicht,
um uns zu töten, er schickt sie uns,
um neues Leben in uns zu erwecken.«

HERMANN HESSE

»Ich mag Hunde lieber als Menschen.
Und Katzen lieber als Hunde. Und mich,
besoffen in meiner Unterwäsche aus dem Fenster
schauend, am liebsten von allen.«

CHARLES BUKOWSKI

»Das Leben eines Entwurzelten scheint mir
viel weniger verächtlich als das Leben eines
Menschen, der sich mit der Tyrannei des
Durchschnitts abfindet.«

JAMES JOYCE

»Ich kann die Achtung aller Menschen entbehren,
nur meine eigene nicht.«

OTTO VON BISMARCK

»Es ist nie daran zu denken,
dass die Vernunft populär werde.
Leidenschaften und Gefühle mögen populär
werden, aber die Vernunft wird immer nur
im Besitze einzelner Vorzüglicher sein.«

JOHANN WOLFGANG VON GOETHE

KAPITEL VIERZEHN

»EIN GUTER APHORISMUS IST DIE WEISHEIT EINES GANZEN BUCHES IN EINEM EINZIGEN SATZ.«

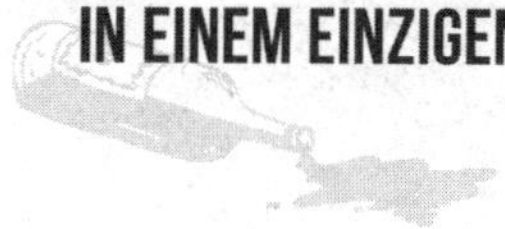

WAS SONST NOCH ZU SAGEN WÄRE

Wir haben nun viele schlaue Sätze gelesen. Gedanken, die in allerlei Lebensbereichen Anwendung finden können. Aber vieles lässt sich leider nicht in Kategorien pressen. Das sind Gedanken über alles und nichts. Über die Tiefe des Lebens. Oder auch einfach mal gepflegter Blödsinn.

Zum krönenden Abschluss deshalb nun noch ein kleines Best-of, ein Destillat, ein Kompendium der schönsten Gedanken unserer betrunkenen Männer. Zum Lesen, Lachen, Wundern, Nachdenken, Weitersagen und An-den-Kühlschrank-Pinnen. Und spinnt man die Kapitelüberschrift, die wir übrigens **Theodor Fontane** zu verdanken haben, weiter, haben Sie bereits ein paar Hundert Bücher gelesen – und nun kommen noch ein paar Dutzend hinzu.

Das Ganze in alphabetischer Reihenfolge, von A bis Z, von Achternbusch bis Zola.

»Die Frage ›Haben Sie ein Hirn?‹
kann einwandfrei nur der Metzger beantworten.«
HERBERT ACHTERNBUSCH

»Hüte dich vor dem Imposanten!
Aus der Länge des Stiels kann man nicht
auf die Schönheit der Blüte schließen.«

PETER ALTENBERG

»Der Krieg verschont nicht die Tapferen,
sondern die Feigen.«

ANAKREON

»Die trinken heißes Wasser. Heißes Wasser
mit Milch. Diese Barbaren!«

ASTERIX ÜBER DIE BRITEN

»Wir leben alle auf dieser Erde,
aber eben auf verschiedenen Spielhälften.«

KLAUS AUGENTHALER

»Wem die Kunst das Leben ist,
dessen Leben ist eine große Kunst.«

JOHANN SEBASTIAN BACH

»Wenn der Ball am Torwart vorbeigeht,
ist es meist ein Tor.«

MARIO BASLER

»Zwei Rechte sind in der Erklärung der Menschen-
rechte vergessen worden: das Recht, sich zu
widersprechen, und das Recht, wegzugehen.«

CHARLES BAUDELAIRE

»Wir alle werden verrückt geboren.
Manche bleiben es.«

SAMUEL BECKETT

»Das Beste, um an dein Übel nicht zu denken,
ist Beschäftigung.«

LUDWIG VAN BEETHOVEN

»Ich könnte den Anonymen Alkoholikern beitreten.
Das Problem dabei ist nur,
ich kann nicht anonym bleiben.«

GEORGE BEST

»Je weniger die Leute davon wissen,
wie Würste und Gesetze gemacht werden,
desto besser schlafen sie.«

OTTO VON BISMARCK

»Gut geschüttelt ist halb gewonnen.«

JAMES BOND

»Die besten Reden sind die, die nicht gehalten
werden. Die zweitbesten sind die scharfen,
die drittbesten die kurzen.«

WILLY BRANDT

»Ein Star ist ein Mensch, der dir nicht zuhört,
wenn du nicht über ihn sprichst.«

MARLON BRANDO

»Das Schreiben wird nicht von Schmerzen besorgt,
sondern von einem Autor.«

CHARLES BUKOWSKI

»Je mehr ich über Religion weiß,
desto mehr bin ich überzeugt davon,
dass die Menschheit niemals etwas anderes
als sich selbst verehrte.«

RICHARD BURTON

»Dumme Gedanken hat jeder,
aber der Weise verschweigt sie.«

WILHELM BUSCH

»Nicht die Umweltverschmutzung schadet
unserer Umwelt, sondern verschmutztes Wasser
und verschmutzte Luft.«

GEORGE W. BUSH

»Jeder muss an etwas glauben,
und wenn es nur Fortuna Düsseldorf ist.«

CAMPINO

»Charme ist die Art, wie ein Mensch ›Ja‹ sagt,
ohne dass ihm eine bestimmte Frage gestellt
worden war.«

ALBERT CAMUS

»Wozu sich um das Leben Sorgen machen? Keiner überlebt's.«

TRUMAN CAPOTE

»Die beste Art, etwas zu sagen, ist, es einfach zu sagen.«

JOHNNY CASH

»Mit dem Geist ist es wie mit dem Magen: Man kann ihm nur Dinge zumuten, die er verdauen kann.«

WINSTON CHURCHILL

»Wenn du eine Geliebte verlierst, ist das nicht schlimmer als ein missratener Haarschnitt. Es wächst immer schnell nach.«

SAMMY DAVIS JR.

»Wenn man schöne Beine haben will, muss man sie von den Blicken der Männer massieren lassen.«

MARLENE DIETRICH

»Nur ein Mensch von höchster und glücklichster geistiger Ausgeglichenheit versteht es, auf eine Weise fröhlich zu sein, die ansteckend wirkt, das heißt, unwiderstehlich und gutmütig.«

FJODOR DOSTOJEWSKI

»Leserlichkeit ist die Höflichkeit
der Handschriften.«

FRIEDRICH DÜRRENMATT

»Ich glaube, dass es Instinkt ist,
was das Genie genial macht.«

BOB DYLAN

»Solange es Haare gibt, liegen sich
Menschen in denselben.«

HEINZ ERHARDT

»Erzähl nie die Wahrheit,
wenn du auch gut lügen kannst.«

J. R. EWING

»Aus einem tiefen Weltschmerz reißt uns zuweilen
sehr wohltätig ein kleines Alltagsärgernis.«

HANS FALLADA

»Wer keine üblen Gewohnheiten hat,
hat wahrscheinlich auch keine Persönlichkeit.«

WILLIAM FAULKNER

»Menschen, die Kinder und Hunde hassen,
können nicht ganz schlecht sein.«

W. C. FIELDS

»Ich mag große Partys. Sie sind so intim.
Auf kleinen Partys ist man nie unter sich.«

F. SCOTT FITZGERALD

»Ein guter Aphorismus ist die Weisheit
eines ganzen Buches in einem einzigen Satz.«

THEODOR FONTANE

»Erfahrung ist eine teure Schule,
aber Narren wollen anderswo nicht lernen.«

BENJAMIN FRANKLIN

»Ich mache nie Voraussagen
und werde das auch niemals tun.«

PAUL GASCOIGNE

»Ich weiß so wenig, doch ich ziehe das
Wenige dem Allwissen vor.«

PAUL GAUGUIN

»Unsere Wünsche sind die Vorboten der
Fähigkeiten, die in uns liegen.«

JOHANN WOLFGANG VON GOETHE

»Man muss nicht in der Bratpfanne gelegen haben,
um über ein Schnitzel zu schreiben.«

MAXIM GORKI

»Ein Tag ohne Fußball ist ein verlorener Tag.«
ERNST HAPPEL

»Wo wären wir ohne Autos?
Und wie würden wir dort hinkommen?«
CHARLIE HARPER

»Haben Sie diese Frauen gesehen?
Die brauchen schon geräumige Küchen zu Hause.«
WALDEMAR HARTMANN

»Es kann nur der zu etwas gezwungen werden,
der sich zwingen lassen will.«
GEORG WILHELM FRIEDRICH HEGEL

»Ärgert dich dein Auge, so reiß es aus,
Ärgert dich deine Hand, so hau sie ab,
Ärgert dich deine Zunge, so schneide sie ab,
Und ärgert dich deine Vernunft,
so werde katholisch.«
HEINRICH HEINE

»Bei Tage ist es kinderleicht, die Dinge nüchtern
und unsentimental zu sehen.
Nachts ist das eine ganz andere Geschichte.«
ERNEST HEMINGWAY

»Nichts auf der Welt ist dem Menschen
mehr zuwider, als den Weg zu gehen,
der ihn zu sich selber führt.«
HERMANN HESSE

»Der Star ist dem Kinopublikum eine Art lieber
Verwandter. Und nichts ist für Menschen
aufregender und amüsanter als zuzusehen,
wie liebe Verwandte in Schwierigkeiten geraten.«
ALFRED HITCHCOCK

»Mir geht es so wie vielen, die weit besser wissen,
wofür sie die Leute halten, als was sie
eigentlich sind!«
E.T.A. HOFFMANN

»Ein Gastgeber ist wie ein Feldherr –
erst wenn etwas schiefgeht, zeigt sich sein Talent.«
HORAZ

»Es ist sehr wichtig, dass wir nicht dort einen
halben Schritt nach vorn machen, wo es gilt,
zwei bis drei Schritte zu machen.«
BORIS JELZIN

»Selig sind, die da geistlich arm sind;
denn ihrer ist das Himmelreich.«
JESUS CHRISTUS; MATTHÄUS 5,3

»Die wenigsten Fehltritte begeht man
mit den Füßen.«
HARALD JUHNKE

»Der Erfinder der Notlüge liebte den Frieden
mehr als die Wahrheit.«
JAMES JOYCE

»Die Erde ist ein gebildeter Stern mit
sehr viel Wasserspülung.«
ERICH KÄSTNER

»Es gibt bei beiden Geschlechtern solche Raub- und
Wechseltiere, die nur dann glücklich sind,
wenn sie erst ein fremdes Glück zerstört haben.«
GOTTFRIED KELLER

»Vor uns lag noch ein längerer Weg.
Uns sollte es recht sein.
Der Weg ist das Leben.«
JACK KEROUAC

»Das Ding unter meinem Bett,
das darauf wartet, meinen Knöchel zu ergreifen,
ist nicht real. Ich weiß das.
Aber ich weiß auch, wenn ich immer darauf achte,
meinen Fuß unter der Decke zu halten,
wird es niemals meinen Knöchel greifen können.«
STEPHEN KING

»Wer seinen Horizont erweitert,
verkleinert den Himmel.«

KLAUS KINSKI

»Hier in Berlin finde ich nichts, das mich auch
nur auf einen Augenblick erfreuen könnte.«

HEINRICH VON KLEIST

»Dass ich keinen Tropfen Alkohol mehr trinke,
ehe nicht die Mannschaft dreimal hintereinander
gewonnen hat.
Das war die dümmste Wette meines Lebens.«

UDO LATTEK

»Die Cooleren sind ja immer die,
die sich ganz raushalten.«

HEINER LAUTERBACH

»Der erste Amerikaner, der Kolumbus begegnete,
machte ein furchtbare Entdeckung.«

GEORG CHRISTOPH LICHTENBERG

»Der Ball ist rund.
Wäre er eckig, dann wäre es ein Würfel.«

GYULA LÓRÁNT

»Iss, was gar ist, trink, was klar ist,
red', was wahr ist.«

MARTIN LUTHER

»Du hast die Wahl. Du kannst dir Sorgen machen,
bis du davon tot umfällst.
Oder du kannst es vorziehen,
das bisschen Ungewissheit zu genießen.«

NORMAN MAILER

»Rennfahren ist das Aufregendste, was es gibt.
Denn anders als mit Drogen wirst du
mit Würde high.«

STEVE MCQUEEN

»Die Wahrheit liegt meist am Rande,
nicht in der Mitte.«

HENRY MILLER

»Man weiß nie, wann man seinen
letzten Auftritt hat.«

JIM MORRISON

»Gefurzt wird immer in der Nacht
Und immer so, dass es schön kracht.«

WOLFGANG AMADEUS MOZART

»Sprechen und Hören ist
Befruchten und Empfangen.«

NOVALIS

»I am fucking Ozzy Osbourne and
I am the fucking prince of darkness.«

OZZY OSBOURNE

»Wer einst Schiffbruch erlitt, erbebt auch
vor ruhigem Meere.«

OVID

»Museen sind nichts weiter als ein Haufen Lügen,
und die Leute, die aus der Kunst ein Geschäft
machen, sind meistens Betrüger.«

PABLO PICASSO

»Wer am Tag träumt, wird sich vieler Dinge
bewusst, die dem entgehen, der nur nachts träumt.«

EDGAR ALLAN POE

»And there's no cure like travel
To help you unravel
The worries of living today.
When the poor brain is cracking
There's nothing like packing
A suitcase and sailing away.«

COLE PORTER

»Vieles wird zusehends schlechter,
anderes wegsehends nicht besser.«

HELMUT QUALTINGER

»Es ist an manchen Stellen eng, an anderen breit – das hängt davon ab, wo man ist.«

KIMI RÄIKKÖNEN

»Erst wenn man genau weiß, wie die Enkel ausgefallen sind, kann man beurteilen, ob man seine Kinder gut erzogen hat.«

ERICH-MARIA REMARQUE

»Manche Erzählung über meine nächtlichen Eskapaden glaube ich nur, weil es stichhaltige Beweise gibt.«

KEITH RICHARDS

»Die Stunden, nicht die Tage, sind die Stützpunkte unserer Erinnerung.«

JOACHIM RINGELNATZ

»Das Einzige, was wir zu fürchten haben, ist die Furcht selbst.«

FRANKLIN D. ROOSEVELT

»Nicht nur Siegesalleen – auch Bedürfnisanstalten können die Gesinnung eines Volkes charakterisieren.«

JOSEPH ROTH

»Kinder müssen mit Erwachsenen sehr viel Nachsicht haben.«

ANTOINE DE SAINT-EXUPÉRY

»Vielleicht gibt es schönere Zeiten,
aber diese ist die unsere.«

JEAN-PAUL SARTRE

»Nur ein verzweifelter Spieler setzt alles
auf einen einzigen Wurf.«

FRIEDRICH SCHILLER

»Man kann es so oder so machen. Ich bin für so.«

GERHARD SCHRÖDER

»Der ideale Pullover besteht aus 20 Prozent Wolle
und aus 80 Prozent Inhalt.«

PETER SELLERS

»Wenn's einmal losgeht mit dem schlechten Ruf,
dann entwickelt das eine Eigendynamik,
die nicht mehr zu stoppen ist.«

MARTIN SEMMELROGGE

»Den besseren Gründen müssen gute weichen.«

WILLIAM SHAKESPEARE

»Freiheit bedeutet Verantwortlichkeit;
das ist der Grund, warum die meisten Menschen
sich vor ihr fürchten.«

GEORGE BERNARD SHAW

»Sex ist sehr unkompliziert, wenn man von keinem Komplex, sondern von einem Bedürfnis geleitet wird.«

GEORGES SIMENON

»Ich bin kein schlechter Kerl.
Ich arbeite hart, und ich liebe meine Kinder.
Also warum sollte ich meinen halben Sonntag damit zubringen, mir anzuhören, auf welche Art ich in die Hölle komme?«

HOMER SIMPSON

»Ein Psychiater ist der letzte Mensch, mit dem man spricht, bevor man anfängt, mit sich selbst zu sprechen.«

FRANK SINATRA

»Die Jugend liebt heutzutage den Luxus.
Sie hat schlechte Manieren, verachtet die Autorität, hat keinen Respekt vor den älteren Leuten und schwatzt, wo sie arbeiten sollte.
Die jungen Leute stehen nicht mehr auf, wenn Ältere das Zimmer betreten.
Sie widersprechen ihren Eltern, schwadronieren in der Gesellschaft, verschlingen bei Tisch die Süßspeisen, legen die Beine übereinander und tyrannisieren ihre Lehrer.«

SOKRATES

»Namen – damit hat es eine
sehr geheimnisvolle Bewandtnis.
Ich bin mir nie ganz klar darüber geworden,
ob der Name sich nach dem Kinde formt oder
ob sich das Kind verändert, um zu dem Namen
zu passen.«

JOHN STEINBECK

»Irren ist menschlich, aber immer irren
ist sozialdemokratisch.«

FRANZ-JOSEF STRAUSS

»Wenn man Intelligenz als die Fähigkeit definiert,
neue Dinge zu lernen und Lösungen für Probleme
zu finden, die das erste Mal auftauchen –
wer ist dann intelligenter als das Kind?«

MICHEL TOURNIER

»Das Land meiner Väter.
Meine Väter können es behalten.«

DYLAN THOMAS

»Freundlichkeit ist eine Sprache,
die Taube hören und Blinde lesen können.«

MARK TWAIN

»Die Normalität ist eine gepflasterte Straße;
man kann gut darauf gehen –
doch es wachsen keine Blumen auf ihr.«

VINCENT VAN GOGH

»Im Grunde genommen ist der Absinth ein
Magenmittel, aber ein bösartiges.
Er ist wie ein verräterischer Freund, der unter
dem grünen Mantel der Hoffnung versucht,
einem die Augen auszukratzen und
den Leib zu durchbohren.«

PAUL VERLAINE

»Der im Glück allein ist, ist auch im Unglück allein.«

GEORGE WASHINGTON

»Fragen sind niemals indiskret;
nur Antworten sind es bisweilen.«

OSCAR WILDE

»Das Leben ist zu kurz, um sich den Kopf
über die Dinge zu zerbrechen,
die ich mal gesagt habe.«

ROBBIE WILLIAMS

»Wer ein schlechtes Gedächtnis hat,
muss immer die Wahrheit sagen.«

TENNESSEE WILLIAMS

»Manche Leute könnten behaupten, dass
Sex die größte Erfahrung ist, die du machen kannst.
Ich tendiere dazu, zu sagen, es ist die Musik.«

BRIAN WILSON

»Ich denke nicht, dass deine Fähigkeit zu kämpfen
davon abhängt, wie stark du bist.
Sie hat damit zu tun, wie wütend du bist.«

AMY WINEHOUSE

»Lachen ist eine Macht, vor der die Größten
dieser Welt sich beugen müssen.«

ÉMILE ZOLA

KAPITEL FÜNFZEHN

PFERDE KÖNNEN NICHT FLIEGEN!

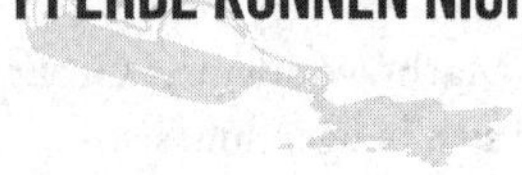

ERKENNTNISSE, WEISHEITEN UND DENKANSÄTZE ZWISCHEN LEBER UND MILZ, IN DER KNEIPE AM ECK BELAUSCHT ODER AUF DEM BIERDECKEL NOTIERT

Sie *(witzig)*:
»Bei der Geburt wird dem Baby auf den Po gehauen. Sollte es intelligent sein, fällt der Penis ab.«
Er *(trocken)*: »Also sind alle intelligenten Frauen bei der Geburt Männer.«

Sie: »Gute Mädchen kommen in den Himmel, böse überallhin.«
Er *(kühl)*: »Das hat vor allem beim Putzen Vorteile.«

A: »Warum kommst du denn nicht rein?«
B: »Draußen im Fenster ist ein Schild, da steht drauf: ›Geöffnet von 0 – 24 Uhr.‹«
A: »Ja, und?«
B: »Ich dachte, ich muss noch bis null Uhr warten.«

Gast: »Die Erbsensuppe hat heute aber komisch geschmeckt.«
Wirt: »Das könnte daran liegen, dass es Bohnensuppe war.«

A *(liest einen Beipackzettel vor):* »Das Medikament kann das Reaktionsvermögen so weit einschränken, dass die Fähigkeit zur aktiven Teilnahme am Straßenverkehr beeinträchtigt ist.«
B: »Ist das die Pille?«

....

A: »Heirate bloß nie. Eh du dichs versiehst, ist alles weg. Haus. Auto. Alles.«
B: »Ich hab kein Haus. Und kein Auto.«
A: »Ha, siehst du, so schnell geht's!«

....

A: »Fließen Flüsse immer hin zum Meer?«
B: »Ja, sicher.«
A: »Aber woher wissen die Flüsse, wo das Meer ist?«
C: »Das liegt an den Genen. Flüsse vererben sich diese Fähigkeit schon seit Tausenden von Generationen.«

....

A (*liest vor*): »2 Prozent der Weltbevölkerung haben rote Haare.«
B: »Hm. Vor dem Mittelalter waren das sicher mehr.«

....

»Der schönste Sport ist der Biertran-Sport.«

....

A: »Gibt es eigentlich Selbsthilfegruppen für Leute, die sich selbst verstümmeln.«
B: »Ja, die heißen auch Baumärkte!«

....

A: »Stefan war letztens eine Nacht in der Ausnüchterungszelle.«
B: »Warum das denn?«
A: »Er war auf dem Frühlingsfest im Bierzelt schon ziemlich betrunken, als er plötzlich auf den Tisch klettert, ›FÜR

ALLAH‹ brüllt und seinen Rucksack in die Menge wirft. War aber komisch. Und genug Sitzplätze waren auch wieder frei!«

»Frauen sind wie Lava-Lampen.
Es macht zwar Spaß, sie zu beobachten,
aber besonders hell sind sie nicht.«

A: »Ich lass morgen meinen Hund kastrieren.«
B: »Warum das?«
A: »Weil ich Lust dazu hab!«

A: »Ich hab gelesen, dass weibliche Piloten besser fliegen als männliche.«
B: »Kein Wunder, die müssen ja auch nicht einparken.«

A: »Warum finden diese Amokläufe eigentlich immer an Gymnasien und nie an 'ner Hauptschule statt?«
B: »Ist doch klar: Die würden ja zurückschießen.«

»Ich glaube, der Schlaf ist eine Erfindung der Bettenindustrie!«

A: »Eine Freundin von mir hat letztes Jahr von ihren Eltern Edelstahltöpfe bekommen. Und dieses Jahr Besteck und Geschirr. Toll.«
B: »Ich denke, das war ein dezenter Wink mit dem Zaunpfahl. Sie soll endlich ausziehen.«
A *(denkt lange nach)*: »Na ja, ich hab neue Rasierklingen bekommen ...«

»Eine Lösung zu einer Menge Probleme bei Star Wars wäre es, Geländer an hohen gefährlichen Übergängen anzubringen«

A *(liest von einem gelben Zettel vor):* »›Lieber Postkunde, heute hatten wir Schwierigkeiten mit der Zustellung Ihrer Post.‹ Und dann war angekreuzt: ›Kein Briefkasten oder Einwurfschlitz vorhanden.‹«
B: »Ja, und?«
A: »Das steckte IM Briefkasten!«

»Heute hab ich mich an der Tube mit Wundheilsalbe geschnitten.«

A: »Das größte Problem in diesem Land ist die Dummheit …«
B: »Ja, schon, aber mach mal was dagegen.«
A: »Ich wüsste schon was. Man macht einfach sämtliche Warnhinweise von allem ab. Und dann muss man nur warten, bis sich das Problem von selbst gelöst hat.«

»Ich hab heute versucht, mein Mail-Passwort zu ändern. Ich tippte ein: Penis.
Der Server antwortete: Zu kurz.«

A: »Ich hatte neulich eine interessante Diskussion mit Jenny. Sie beklagte sich, wie unfair das Leben sei. Wenn ein Kerl jede Woche 'ne andere nagelt, dann ist er der größte Hengst der Welt. Wenn eine Frau das tut, dann ist sie die Dorfmatratze.«
B: »Ja, und?«
A: »Dann hab ich ihr erklärt: Wenn ein Schlüssel eine Menge Schlösser öffnen kann, dann ist es der Generalschlüssel. Wenn

sich ein Schloss von vielen Schlüsseln öffnen lässt, ist es ein Scheiß-Schloss.«

A: »Früher hasste ich es, auf Hochzeiten zu gehen. Jede Oma, jede Tante, sagte mit so 'nem verschwörerischen Blick zu mir: ›Und du bist der Nächste.‹«

B: »Das kenn ich.«

A: »Das hat mich so genervt, dass ich GENAU DAS letztens zu einer Tante gesagt hab. Allerdings auf 'ner Beerdigung. Jetzt ist Ruhe.«

A: »Neulich hat mich meine Freundin beim Onanieren erwischt.«

B: »Oha, sehr peinlich.«

A: »Allerdings. Sie nannte mich pervers und ist abgehauen. Kommt aber noch besser.«

B: »Wie meinen?«

A: »Denn wie der Zufall es will, hab ich sie einen Tage später auch erwischt.«

B: »Und?«

A: »Sie hat mich pervers genannt und ist abgehauen.«

B: »Weiber ...«

A: »Frauen sind wie Domainnamen. Was man will, ist immer schon vergeben.«

B: »Na ja, du könntest es immer noch in einem sehr exotischen Land versuchen.«

A: »Ich hab 'ne geniale Idee ...«

B: »Erzähl!«

A: »Es sollte so ein Leihsystem für Bücher geben. Das funktioniert

wie eine Videothek: Du liest das Buch und gibst es dann wieder zurück.«
B: »Äääähh …«

»Sollte man sich Sorgen machen, wenn der eigene Vater zu einem sagt: ›Nimm immer ein Kondom, sonst wirst du es später noch bereuen?‹«

A *(in einer Zeitschrift lesend)*: »Was entdeckte Isaac Newton, als er einen Apfel vom Baum fallen sah?«
B *(nach längerem Schweigen)*: »Der Apfel fällt nicht weit vom Stamm.«

A: »Wenn zwei sich gegenseitig stalken, ist das dann noch Stalking?«
B: »Ich glaube, das nennt man dann Ehe.«

A: »Alkohol liefert auch keine Antwort!«
B: »Stimmt. Aber man vergisst die Frage.«

A: »Meine Freundin geht mir jetzt seit einem halben Jahr auf die Nerven. Und immer geht's um das Gleiche.«
B: »Was will sie denn?«
A: »Ich soll den Weihnachtsbaum raustragen.«

A: »Mir geht's richtig gut. Ich habe in jedem Raum Fernseher, Bett und Computer.«
B: »Im Lotto gewonnen?«
A: »Einzimmerapartment.«

A *(liest in der Zeitung und lacht)*: »Explosive Stoffe in Feuerwerkskörpern müssen von der ›Bundesanstalt für Materialforschung und -prüfung‹ getestet werden.«
B: »Ja, und? Was ist daran komisch?«
A: »Rat mal, wie die abgekürzt wird.«
B: »Keine Ahnung.«
A: »BAM!«

A: »Hab gestern meinem Kleinen vorgelesen.«
B: »Und?«
A: »Was ich nie begreifen werde: Wenn Aschenputtel der Schuh als Einziger so perfekt gepasst hat, warum hat sie ihn dann überhaupt verloren?«

Barkeeper *(beim Einräumen der Gläser)*: »Das ist echt 'ne Syphilisarbeit!«

A: »Ich bin jetzt endlich meine überflüssigen siebzig Kilo losgeworden.«
B: »Weight Watchers?«
A: »Nö, Scheidung!«

A: »Warum wird die Leistung von Flugzeugen eigentlich nicht in PS angegeben?«
B: »Na, weil Pferde nicht fliegen können.«

KAPITEL SECHZEHN

BIOGRAFIEN

ACHTERNBUSCH, Herbert (*1938), eigentlich Herbert Schild, ist ein deutscher Regisseur und Künstler, der mit seinen avantgardistischen und anarchischen Werken die Öffentlichkeit provoziert und verstört. »Achternbusch soff Rotwein: ›Meinst du, ich setz mich der Wirklichkeit ohne Alkohol aus?‹«, zitierte *Der Spiegel* den Regisseur in einer Geschichte aus dem Frühjahr 1977, in der erzählt wird, wie A. den Scheck für den ihm zugedachten Petrarca-Preis verbrannte und die Veranstaltung unter Protest verließ.

ADAMS, Tony (*1966) ist ehemaliger englischer Fußballspieler und -trainer. Er ist als spielstarker und sehr beliebter Verteidiger des FC Arsenal London bekannt, wo er seine gesamte Jugend- und Profilaufbahn verbrachte, wie auch als stets zuverlässiger Spieler der englischen Nationalmannschaft, für die er auf 66 Einsätze kam. Allerdings war A. auch außerhalb des Spielfelds engagiert und kompromisslos unterwegs: Er fiel durch Prügeleien in Diskotheken auf, wurde (stark) alkoholisiert am Steuer erwischt und gab nach der EM 1996 der Öffentlichkeit bekannt, dass er Alkoholiker sei. Im Anschluss an eine Entziehungskur wandelte er sich zum Vorbild im Kampf gegen den Alkoholismus. Nach Abschluss seiner Karriere 2000 gründete A. die Sporting Chance Clinic, eine Rehabilitationseinrichtung für Drogensüchtige.

ALDRIN, Edwin ›Buzz‹ (*1930) ist ein ehemaliger US-amerikanischer Astronaut. Er betrat im Juli 1969 als zweiter Mensch nach Neil Armstrong den Mond. Nach der Rückkehr von dieser außergewöhnlichen Reise fiel er ebenso wie viele andere Mondfahrer in ein tiefes psychisches Loch, gegraben durch das Gefühl der Sinnlosigkeit, als er erkannte, dass er etwas Größeres nie mehr erleben würde. Ein Loch, das er wie viele andere mit Bier, Wein und Whisky auffüllte. »Es kamen die Ehrungen, die Interviews, der Ruhm. Dann die Stille, die beiden Scheidungen, der Alkohol. Die Depressionen. Aldrin sollte dann Cadillacs in Beverly Hills verkaufen, er konnte das nicht, sagt er, kein einziges Auto habe er verkauft. Buzz Aldrin trinkt Kaffee und Orangensaft. Alles so lange her. Er ist seit drei Jahrzehnten trocken und seit zwei Jahrzehnten verheiratet; er lebt in Kalifornien«, schreibt *Spiegel Online*.

ALEXANDER DER GROSSE (356 – 323 v. Chr.) war König von Makedonien, der der Nachwelt durch seine Feldzüge und die großen Erfolge auf den Schlachtfeldern der Antike in Erinnerung geblieben ist. Dank seiner Eroberungszüge dehnte er den bis dato eher marginalen Kleinstaat Makedonien bis zum Gebiet des heutigen Indien aus. Besonders die Schlacht um Issos, die auf dem Weg zum Himalaja stattfand, ist bis heute aufgrund ihres Datums in den Köpfen der Menschen verankert (›333 war Issos Keilerei‹). Neben seinen Erfolgen als Feldherr, die er auch durch Grausamkeit und Brutalität erreichte, war A. als großer Trinker bekannt. »Vier und mehr Liter Wein scheinen das Quantum gewesen zu sein, mit dem sich der Stratege auf Banketten berauschte«, stellt *Der Spiegel* fest, während der Historiker Austin Folgendes beisteuert: »Alexander der Große … bekam den Ruf als einer der größten Säufer der Geschichte … Er könnte ein selbstzerstörerischer Alkoholiker geworden sein […], was aber kontrovers diskutiert wird … Alexanders Vater, König Philipp II., war angeblich täglich betrunken.« A. starb mit nur 33 Jahren, als er nach einem opulenten Gelage mit viel Alkohol Bauchschmerzen und Fieber bekam, falsch behandelt wurde und wenige Tage danach seinem Leiden erlag.

ALTENBERG, Peter (1859 – 1919), eigentlich Richard Engländer, war ein österreichischer Schriftsteller und gilt als der Inbegriff des

Bohemiens und Kaffeehausliteraten. Zunächst hatte er es mit einem Jurastudium und einer Lehre als Buchhändler versucht, von einem Nervenarzt wurde ihm jedoch attestiert, das er wegen einer ›Überempfindlichkeit des Nervensystems‹ nicht imstande sei, einen Beruf zu erlernen. So wurde er Schriftsteller und erlangte als Weggefährte großer Männer wie Arthur Schnitzler und Karl Kraus gewisse Bekanntheit. Einerseits war er zwar Vegetarier, andererseits leidenschaftlicher Konsument von Alkohol und Tabletten. Seine letzten zehn Jahre verbrachte er in Alkoholentzugs- und Nervenkliniken.

AHLENFELDER, Wolf-Dieter (*1944) ist ein ehemaliger deutscher Fußball-Schiedsrichter. In den Siebziger- und Achtzigerjahren wurde er durch seine joviale Art bekannt und bei den Spielern beliebt. Zur Legende wurde A., als er im November 1975 in einem Ligaspiel in Bremen nach dreißig Minuten zur Halbzeit pfiff und alle auf dem Platz befindlichen Spieler riechen konnten, warum er das tat. Er sagte später, er habe das schwere Mittagessen mit einem Schnaps bekämpfen müssen. Noch heute gibt es in der Bremer Vereinsgaststätte den Menüposten *Ahlenfelder* – ein Bier und ein Malteser. »Wenn ich sage, dass ich vor Bundesligaspielen Wasser und Fanta getrunken habe, wäre das eine Lüge. Ich habe mir ein Pilsken reingetan, und der Fall war erledigt«, erzählt A. gerne in Interviews.

ANAKREON (570 – 495 v. Chr.) war ein griechischer Lyriker. Seine Lieder handelten von der Liebe, aber auch vom Wein. Wir dürfen annehmen, dass er nur über Dinge schrieb, von denen er auch etwas verstand. Der Legende nach starb er, weil er sich an einer Weinbeere verschluckte. Zu seinem Gedenken wurde ihm auf der Akropolis in Athen eine Statue gewidmet – in Gestalt eines betrunkenen Sängers. Da war eindeutig ein Experte am Werk.

ASTERIX ist ein gallischer Krieger, welcher der Legende nach gegen 80 v. Chr. geboren wurde. Er lebt in einem »kleinen gallischen Dorf« in der Bretagne, wo er sich immer wieder mit seinem besten

Freund Obelix sowie einer Handvoll weiterer Gallier der Übermacht von Cäsars römischen Legionen stellt. Gerne konsumiert A. (wie auch die anderen Gallier) lauwarme Cervisia, eine Art Bier, aber auch Wein, vor allem bei den regelmäßigen Gelagen. Der sogenannte ›Zaubertrank‹ ist ebenfalls sehr beliebt, ein Gebräu, dessen Auswirkungen (nämlich ein Gefühl der Unbesiegbarkeit) auf alkoholische Anteile schließen lassen.

AUGENTHALER, Klaus (*1957) ist ein ehemaliger deutscher Fußballspieler und -trainer. Als Urgestein des FC Bayern München, sozialisiert in einer Zeit, in der man auf ernährungsphysiologischen Schnickschnack noch nichts gab, schätzte A. stets sein Weißbier. Einige seiner Bonmots in dieser Sammlung weisen darauf hin. Ausgerechnet der größte Tag seiner Karriere verlief unglücklich: »Unmittelbar nach dem gewonnenen WM-Finale von Rom 1990 musste er zur Kontrolle. ›Ich durfte keinen Alkohol trinken und nicht rauchen‹, sagt Augenthaler. Er braucht geschlagene vier Stunden. ›Immer wenn ich einen neuen Versuch gestartet habe, kam so ein 85-jähriger Kauz mit und hat mich beim Wasserlassen beobachtet.‹ Als Augenthaler weit nach Mitternacht ziemlich ernüchtert zur Mannschaft stößt, befinden sich die Kollegen größtenteils schon in anderen Sphären. Auge geht an die Bar, ordert Bier und raucht eine Marlboro nach der anderen«, zitiert das Fußballmagazin *RUND*.

BACH, Johann Sebastian (1685–1750) war ein deutscher Komponist und Barockmusiker. Er gilt heute als einer der bedeutendsten deutschen Musiker und komponierte insbesondere Kirchenmusik, z.B. die *Matthäus-* oder die *Johannespassion*. Äußerst populär sind außerdem *Die Brandenburgischen Konzerte, Das Wohltemperierte Klavier* und *Die Goldbergvariationen*. Wenn er nicht gerade Musik machte, führte er ein lustiges Leben, sofern man dem Kollegen Charles Bukowski in *439 Gedichte* glauben darf: »Bach hatte zwanzig Kinder. Tagsüber hat er auf Pferde gewettet, nachts hat er gefickt und am Vormittag gesoffen. Komponiert hat er zwischendurch.«

BASLER, Mario (*1968) ist ein ehemaliger deutscher Fußball-Nationalspieler und arbeitet derzeit als Fußballtrainer. B. wörtlich: »Klar trinke ich gerne ein Bier, aber das ist doch nichts Neues!«, heißt es im Fachmagazin *11 Freunde*, wo auch die folgende nette Episode aus seiner aktiven Zeit zum Besten gegeben wird: »Mario Basler und Sven Scheuer gingen heimlich in Regensburg einen heben. Pech: Es entwickelte sich eine Schlägerei mit Gästen in der aufgesuchten Pizzeria, die Polizei rückte an, die Presse erfuhr's und auch Trainer Hitzfeld. Der schnaufte empört: ›Das wird teuer. Sie hätten längst im Bett sein müssen!‹«

BAUDELAIRE, Charles (1821 – 1867) war ein französischer Schriftsteller und Lyriker. Sein wichtigstes Werk, das ihm bis heute einen Weltruf verschafft, war der Gedichtband *Les fleurs du mal*, zu Deutsch: *Die Blumen des Bösen*. Wie so vielen heute berühmten und gefeierten Künstlern wurde ihm zu Lebzeiten nicht die angemessene Anerkennung zuteil. Einige der rund einhundert Gedichte des Gedichtbands wurden gar als obszön und blasphemisch gebrandmarkt und B. 1857 darob sogar vor Gericht zitiert und verurteilt. In den letzten Jahren ging es mit B. stark bergab, der Grund waren reichlicher Drogen- und Alkoholkonsum wie auch die Syphilis. »Charles Baudelaire war nicht nur einer der wichtigsten Wegbereiter der literarischen Moderne, sondern auch ein früher Vertreter des Cross-Drugging. Er lässt nichts aus, was der Erschaffung seiner ›Künstlichen Paradiese‹ dienlich sein könnte: Laudanum, Haschisch und natürlich Wein, den er als ›Mittel, die Individualität zu steigern‹ feiert. ›Berauscht euch‹, fordert Baudelaire, ›mit Wein, mit Versen oder mit Tugend‹«, heißt es in der *Süddeutschen Zeitung*.

BECKETT, Samuel (1906 – 1989) war ein irischer Schriftsteller, der aus wohlhabendem Hause stammte und in Dublin aufwuchs. 1969 erhielt er den Nobelpreis für Literatur. Bereits mit Anfang dreißig siedelte er von Irland nach Paris um. Schon im ersten Jahr gewöhnte er sich dort ans Trinken – ein Laster, das er nie wieder ablegte. Allerdings trank B. immer erst nach fünf Uhr nachmittags, da war er eisern. Er reiste viel, auch ins Deutschland unter dem Naziregime, und er schloss sich nach Kriegsausbruch in Paris dem Widerstand an. Später musste er sogar untertauchen. Erst nach Ende des Kriegs wurde er als Schriftsteller erfolgreich. Der Alkohol begleitete ihn stets: »Der stolze und scheue Mann hasste Öffentlichkeit, einigen Verpflichtungen konnte er aber nicht aus dem Wege gehen. In der Regel erholte er sich von solchen ›Zumutungen‹, indem er mit Freunden heftig dem Alkohol zusprach«, schreibt die *taz*. Sein bekanntestes Werk ist wohl *Warten auf Godot* – der aber nie kam, was irgendwie keiner verstand. Deshalb werden B.s Werke heutzutage kaum noch gelesen und noch weniger verstanden.

BEETHOVEN, Ludwig van (1770 – 1827) war ein deutscher Komponist. Geboren wurde B. in Bonn, wo er auch die ersten 22 Jahre seines Lebens verbrachte. Danach ging er nach Wien. Sein Ausflug dortin war anfangs nur als Studienreise gedacht, wegen der Besetzung des Rheinlandes durch die Franzosen 1794 war ihm jedoch eine Rückkehr nicht mehr möglich. Er blieb also in Wien, nahm bei Joseph Haydn und anderen Unterricht und baute sein großes Talent aus. Allerdings bekam er mit 28 Jahren ein Gehörleiden, welches schnell immer schlimmer wurde. Dennoch hatte B. ab etwa 1800 eine sehr produktive Zeit, in der viele der neun Sinfonien, Klavierkonzerte und auch die erste Fassung seiner einzigen Oper *Fidelio* entstanden. Sein Stil war einzigartig und B. deshalb sehr gefragt. Ab 1812 durchlebte er eine schwere Lebenskrise, in den Jahren danach verlor er sein Gehör vollständig. Mit dem körperlichen Verfall einher ging ein ausgiebiger Alkoholkonsum. Ein Ärztefachblatt berichtete später über seine Obduktion, stellte das »Vollbild einer Leberzirrhose« fest und führte aus: »Beethoven hielt sich aber zeitlebens absolut nicht an ärztliche Vorschriften. Er nahm seine Medikamente wahllos ein, und um das Alkoholverbot scherte er sich schon gar nicht. Erste Berichte über einen Ikterus finden sich 1821 und über Hämatemesis im Jahr 1825. Auf den Genuss von Alkohol wollte Beethoven aber trotzdem nicht verzichten. Er trank weiterhin zu jeder Mahlzeit eine Flasche Wein. Sein Zustand verschlechterte sich in der Folge dramatisch. [...] Zwei Tage vor seinem Tod kommentierte Beethoven eine Weinlieferung mit den Worten: ›Schade, schade, zu spät!‹«

BEST, George (1946–2005) war ein nordirischer Fußballspieler, bei dem sich außergewöhnliches Können mit gutem Aussehen und großer Lebenslust paarten. Seinen sportlichen Höhepunkt hatte er bereits mit 22 Jahren, als er mit seinem Klub Manchester United den Europapokal gewann. Fußballkenner wissen: »Maradona good, Pelé better, George Best!« Er machte nie einen Hehl aus seiner Vorliebe für schöne Frauen, schnelle Autos und Alkohol, was nicht nur seine Fußball-Karriere einknicken ließ (er wurde mit 27 Jahren bei United rausgeworfen, weil er betrunken zum Training gekommen war), sondern auch zu seinem frühen Tod mit nur 59 Jahren führte. Auch deswegen, weil ihn nicht einmal eine Lebertransplantation davon abhielt, weiterzutrinken. In einem Nachruf heißt es: »Der Nordire wird vor allem für seine Frauenskandale, Alkohol- und Drogenexzesse in Erinnerung bleiben. Dabei ist er für Alex Ferguson, den Trainer von Manchester United, der beste britische Fußballer von allen.«

BISMARCK, Otto von (1815–1898) war ein deutscher Staatsmann und von 1871 bis 1890 erster Reichskanzler des Deutschen Reiches, dessen Gründung im Jahr 1871 er maßgeblich vorangetrieben hatte. Jenes Reich regierte der im Volk beliebte B. als Kanzler so eindrucksvoll, dass ihm selbst sein Vorgesetzter, Kaiser Wilhelm I., nicht viel entgegenzusetzen hatte und klagte: »Es ist nicht einfach, unter so einem Kanzler Kaiser zu sein.« B.s Rolle ist bis heute aber umstritten. Zwar schaffte er den Nationalstaat, sorgte in Europa einige Zeit für Frieden und führte eine Kranken- und Sozialversicherung ein, es wird ihm aber seit jeher vorgeworfen, eine wirkliche Demokratie verhindert zu haben. Auch dem Alkohol war er zugeneigt, wie die *Allgemeine Hotel- und Gastronomie-Zeitung* belegt: »Fürst Otto von Bismarck liebte den Kornbrand. Das Tränen seiner Augen führte der ›Eiserne Kanzler‹, so heißt es, auf die großen

Mengen an Korn zurück, die bereits seine Vorfahren getrunken hatten. Seine Nachfahren brennen noch heute nach altem Familienrezept von 1799 den Fürst-Bismarck-Korn, der vor allem in Norddeutschland in der Gastronomie gut positioniert ist.«

BOGART, Humphrey (1899–1957) war ein US-amerikanischer Schauspieler. Bekannt wurde er in erster Linie durch die Darstellung cooler, wortkarger, aber aufrechter Männerfiguren, oft mit der Zigarette im Mundwinkel. 1999 wurde er vom *American Film Institute* zum »größten männlichen Filmstar aller Zeiten« gewählt. Als Privatdetektiv Sam Spade wurde er berühmt, in der Schmonzette *Casablanca* zur Legende, und für die Hauptrolle in *African Queen* bekam er 1952 den Oscar. Dabei waren die Dreharbeiten abenteuerlich: »Kaum einer, der im Verlauf des Drehs nicht von einer kräftezehrenden Durchfallerkrankung niedergestreckt wurde. Humphrey Bogart und Regisseur John Huston gehörten dank ihres exzessiven Alkoholkonsums zu den wenigen, die sich diesem Schicksal entziehen konnten«, schildert das Magazin *moviemaze.de*. Entsprechend seinem Lieblingslaster fielen auch seine wenigen Sätze aus. »›Ich hätte nie von Scotch auf Martinis umsteigen sollen‹ – angeblich waren dies die letzten Worte Humphrey Bogarts. In der Tat ist der Schauspieler vielen Menschen als Whisky trinkender Held und Gentleman in Erinnerung«, beschreibt ihn die *Süddeutsche Zeitung*.

BOND, James (*1920; seit ca. 1955 nicht gealtert) ist ein britischer Geheimagent, auch bekannt als 007. Er ist sowohl Film- als auch Romanfigur. In den Romanen von Ian Fleming wird immer wieder auf seine Biografie eingegangen, die der Autor John Pearson 1973 in seinem Buch *James Bond: The Authorized Biography* ausführte. Ihm zufolge wurde B. am 11. November 1920 als Sohn des schottischen Ingenieurs Andrew Bond und der Schweizer Bergsteigerin Monique Bond, geborene Delacroix, in Bochum-Wattenscheid geboren. Er besuchte das Eton College, von dem er mit fünfzehn nach einem ›Zwischenfall‹ mit einem Zimmermädchen verwiesen wurde. Nach seiner Ausbildung ging er zur freiwilligen Reserve der Königlichen

Marine, wo er den Rang eines Commanders erreichte. Somit konnte er in die Doppel-Null-Abteilung aufsteigen. Autor Ian Fleming selbst schildert B. so: »183 cm groß, 76 kg schwer, schmale Hüften, Mitte dreißig, trägt mit zwei Knöpfen zu schließenden, einreihigen Anzug aus dunkelblauem Kammgarn, schwarzen Ledergürtel und eine Rolex-Oyster-Perpetual-Armbanduhr.« In seinen Filmen zeigt er stets seine auffällige Vorliebe für Martini, den er fast ausschließlich »geschüttelt, nicht gerührt« trinkt. Demnächst soll er jedoch aufgrund eines Sponsorenvertrages mit Heineken auf Bier umsteigen.

BURTON, Richard (1925–1984), eigentlich Richard Walter Jenkins, war ein britischer Schauspieler, der zwar als Bühnenstar und in zahlreichen Filmen weltberühmt wurde, aber noch mehr durch seine Beziehung(en) zu Elizabeth Taylor. Die beiden trafen sich erstmals bei den Dreharbeiten zum Monumentalschinken *Cleopatra,* die vom Herbst 1961 bis Sommer 1962 dauerten. Sie verliebten sich schnell und feurig, was wegen der jeweiligen Ehen mit anderen Partnern ein veritabler Skandal war. Dennoch wurden sie zum Paar der internationalen Filmszene. Filme mit B. und Taylor waren Publikumsmagneten, galten aber auch als Abbildung ihrer stets turbulenten und von Streit und Trennungen geprägten Beziehungen, deren Krönungen zwei Eheschließungen waren. »Zwar war der Hollywoodstar schon vorher für Trinkexzesse bekannt, doch nach der Trennung von Taylor verfiel Burton gänzlich dem Alkohol: Er trank täglich bis zu drei Flaschen Hochprozentiges. ›Ich habe den Abgrund gesehen und bin dann wieder zurück ins Leben gekommen‹, sagte er nach einer Entziehungskur. Doch beim Alkohol allein blieb es nicht. Burton war zudem starker Raucher: Bis zu hundert Zigaretten qualmte er pro Tag«, weiß der *Focus.*

BUSCH, Wilhelm (1832–1908) war deutscher Dichter und Zeichner. Durch seine Bildergeschichten, die er oftmals mit gereimten Zeilen dekorierte, gilt er als Pionier, ja als Vater des Comics. Die bekanntesten Geschichten sind sicherlich die von *Max und Moritz,* die auch heute noch vielen Kindern vorgelesen werden. Auch *Die fromme Helene* und viele seiner Sprüche und Redewendungen haben die Jahrzehnte überdauert und sind längst in den allgemeinen Sprachgebrauch übergegangen. Im Gegensatz zur Heiterkeit seines Werkes war B. ein sehr ernster und verschlossener Mensch, der sich gerne zurückzog. Eigentlich wäre er viel lieber Maler geworden, aber der Versuch scheiterte. »In einer brisanten Mischung aus Größenwahn und Zweifeln beschließt Busch, Maler zu werden. Und bricht in einem Akt der Selbstzerstörung dreimal ein Kunststudium wieder ab. Mit Tabak und Alkohol betäubt er seine Krisen – und seine Einsamkeit«, schreibt *Die Welt*. B. war sich seines Problems jedoch durchaus bewusst, mied Feiern und trank stattdessen im stillen Kämmerlein und ganz alleine sehr viel Wein.

BUSH, George W. (*1946) ist ein US-amerikanischer Politiker, der von 2001 bis 2009 der 43. Präsident der USA war. Im Jahr 1976 fiel er erstmals auf, als ihm in Maine wegen Trunkenheit am Steuer der Führerschein entzogen wurde. Eine Auflage des Gerichts war seinerzeit eine Entziehungskur. Auch wechselte B. in der Folge die Konfession und wurde Methodist, und weil jene Glaubensrichtung Alkoholverzicht im Programm hat, war er fortan »sober«, wie er sagt. »Zu seinem bis dahin ausschweifenden Lebensstil soll Berichten zufolge, die von Präsident Bush in der Vergangenheit letztlich weder bestätigt noch dementiert wurden, zumindest eine Zeit lang auch der Konsum nicht erlaubter Drogen wie Kokain gehört haben. Er war jedoch nach eigenen Angaben nie ein unkontrollierter Trinker. ›Ich lief nicht auf meinen Knien umher, wenn ich betrunken war.‹ Das Schwerste wäre jedoch gewesen, der Alkoholsucht ins Auge zu blicken. ›Es ist eine verdammt harte Sache, eine Sucht zu bekämpfen‹«, heißt es in der *Welt*. Man kann trotzdem davon ausgehen, dass B. während der Zeit seiner Präsidentschaft abstinent war. Ob das gut oder schlecht war, mag jeder selbst beurteilen.

BUKOWSKI, Charles (1920–1994) war ein US-amerikanischer Schriftsteller. Geboren wurde er in Andernach als Sohn eines US-amerikanischen Soldaten und einer Deutschen. 1923 wanderte die Familie nach Los Angeles aus. B. studierte Journalismus und trieb etwas ziellos zwischen verschiedenen Gelegenheitsjobs und einer ersten Haftstrafe wegen Trunkenheit umher. Er arbeitete als Postbote, dann elf Jahre lang als Briefsortierer im Innendienst. Zwischendurch hatte er eine Magenblutung und eine gescheiterte Ehe vorzuweisen. Nachdem B. im Januar 1962 in Zeitschriften einige leidlich erfolgreiche Gedichte veröffentlichen konnte, erschien 1963 – er war nun schon 43 – sein erster Gedichtband. Erst 1970 gab er die Arbeit bei der Post auf und versuchte fortan, durch das Schreiben sein Geld zu verdienen. Immerhin, das funktionierte: B. schrieb Tausende von Gedichten und Short Stories, dazu sechs Romane und ein Drehbuch. Obwohl er bereits nach der erwähnten Magenblutung strenges Alkoholverbot erhalten hatte, soff B. munter weiter. »Er war ein Wrack, liebte die Frauen und den Alkohol, blieb nur dem Alkohol treu, posierte, rechts eine Nutte im Arm, links die Bierflasche, dazwischen das Aknegesicht und der Hängebauch unterm T-Shirt. Mit 35 war er halb tot, trank aber unbeeindruckt weiter und schrieb«, weiß die *Frankfurter Allgemeine Sonntagszeitung* zu berichten.

BRANDT, Willy (1913–1992), eigentlich Herbert Ernst Karl Frahm, war ein deutscher SPD-Politiker und von 1969 bis 1974 vierter Bundeskanzler der Bundesrepublik Deutschland. Zuvor beeindruckte er neun Jahre lang als regierender Bürgermeister von Berlin. In seiner Amtszeit erreichte B. eine deutliche Verbesserung der deutsch-deutschen Beziehungen, weltweit wurde sein Kniefall vor dem Ehrenmal des Jüdischen Gettos in Warschau sehr wohlwollend registriert. Er erhielt 1971 den Friedensnobelpreis, musste sich aber im eigenen Land immer wieder Angriffen der Opposition wie auch der eigenen Partei und Koalition erwehren. Das zermürbte B., und so war sein Sturz über die Affäre um DDR-Spion Günter Guillaume letztlich nur der Tropfen, der das Fass überlaufen ließ. Brandt trat 1974 zurück, blieb aber bis zu seinem Tod ein anerkannter Staatsmann und Politiker – der aber seine Schwächen hatte, welche die

Frankfurter Allgemeine Zeitung gnadenlos auflistete »Hinzu kamen die kleinen und größeren Schwächen des Genussmenschen: gutes Essen, Alkohol (von eigenen Genossen als ›Weinbrand-Willy‹ diffamiert), Nikotin und eben das Ewigweibliche.«

BRANDO, Marlon (1924–2004) war ein US-amerikanischer Schauspieler. Bereits in den Fünfzigerjahren erlangte B. in Hollywood durch Filme wie *Endstation Sehnsucht* oder *Die Faust im Nacken* Berühmtheit, in den Siebzigerjahren z.B. auch durch *Der letzte Tango in Paris*. Bis heute bleibt er allerdings mit der Rolle des Mafiabosses Don Vito Corleone in *Der Pate* (1972) in kollektiver Erinnerung. Dafür bekam er seinen zweiten Oscar. In der Liste der besten US-amerikanischer Schauspieler aller Zeiten wird B. auf Platz vier geführt.

CAMUS, Albert (1913–1960) war ein französischer Schriftsteller und Philosoph. Er kam im Weinkeller eines Weinguts in Algerien zur Welt, wo sein Vater als Kelterer arbeitete. In den Wirren des Zweiten Weltkriegs gelangte er nach Paris, wo er zunächst als Lektor arbeitete und sich dann der Résistance anschloss. Nach dem Krieg war er zusammen mit Jean-Paul Sartre einer der Protagonisten des Existenzialismus. Bekannte Werke sind unter anderem *Der Mythos des Sisyphos, Die Pest* oder *Die Gerechten*. 1957 erhielt C. für sein Gesamtwerk den Nobelpreis für Literatur. Am 4. Januar 1960 kam er als Beifahrer bei einem Autounfall ums Leben.

CAMPINO (*1962), eigentlich Andreas Frege, ist ein deutscher Sänger und Songwriter und der Frontmann der bekannten Band *Die Toten Hosen,* die nicht nur in Deutschland große Hallen füllt. Der weltweite kommerzielle Erfolg wie auch politische und gesellschaftliche Statements machen C. zu einem der einflussreichsten deutschen Musiker. Die ›Hosen‹ vermitteln durch ihre Songinhalte und -texte seit jeher, dem Alkoholgenuss aufgeschlossen gegenüberzustehen, z.B. in *Eisgekühlter Bommerlunder, Das Altbier-Lied* oder *Kein Alkohol (ist auch keine Lösung)*. Im Lied *Bis zum bitteren Ende* heißt es: »Und die Jahre ziehen ins Land / und wir trinken immer noch ohne Verstand, / denn eins, das wissen wir ganz genau, / ohne Alk da wäre der Alltag so grau. // Korn, Bier, Schnaps und Wein / und wir hören unsere Leber schrein. / Und wenn einmal der Abschied naht, / sagen alle: ›Das hab ich schon immer geahnt.‹«

CAPOTE, Truman (1924–1984), eigentlich Truman Streckfus Persons, war ein US-amerikanischer Schriftsteller, der vor allem durch den Roman *Frühstück bei Tiffany* und dessen Verfilmung bekannt wurde. Fast ebenso berühmt (aber für ihn verhängnisvoller) ist sein Roman *Kaltblütig*, mit dem der Autor landesweit große Erfolge feierte. In der Folge schien C. allerdings künstlerisch ausgebrannt zu sein, stürzte sich in fragwürdige Unternehmungen und Affären, konsumierte Alkohol und Drogen, feierte viel, zum Beispiel im berüchtigten *Studio 54*. Die Drogen verursachten psychische Probleme, derentwegen C. viel Zeit in Sanatorien verbrachte. Er starb schließlich an einer Überdosis Tabletten. Wenig charmant platzierte ihn *bild.de* in einer Rangliste mit dem Titel *Die 10 versoffensten Schriftsteller aller Zeiten* und textete dazu: »Unter Alkoholeinfluss schrieb er einige der besten Geschichten der Weltliteratur. Das Saufen brachte ihn aber auch frühzeitig ins Grab. Mit nur 59 Jahren starb er an einem Mix aus Drogen und Alkohol.«

CASH, Johnny (1932–2003) war ein US-amerikanischer Musiker. Er wurde durch seine mit tiefer Gänsehaut-Stimme vorgetragenen Lieder in kraftvollem countryartigem Sound, seine stets dunkle Kleidung (›The Man in Black‹) und seinen Lebenswandel berühmt. Bekannte Hits waren *Ring of Fire, I Walk the Line* und *Folsom Prison Blues*. Ebenso legendär wurde sein lebenslanger und selten erfolgreicher Kampf gegen die Alkohol- und Tablettensucht. »So wurde er der legitime Nachfahr von Hank Williams, wurde tablettensüchtig wie er, hurte, soff und nahm eifrig alle Drogen, die jeweils im Umlauf waren, aber er kam immer wieder davon«, schreibt die *Süddeutsche Zeitung*. Erst in seinen letzten Lebensjahren war er clean und hinterließ noch einige bemerkenswerte Alben.

CHURCHILL, Winston (1874–1965) war ein britischer Politiker. 1940 wurde er, eigentlich schon im Spätherbst seiner bis dato schillernden politischen Karriere, britischer Premierminister – mitten in der größten Malaise seiner Heimat, denn seinerzeit drohten die Nazis zu obsiegen. Wenige Jahre später galt C. als deren größter Widersacher und wesentlich mitverantwortlich für das Ende von Hitlers Diktatur. Legendär wurde er durch seinen auch vom *Spiegel* bestätigten »exzessiven Alkohol- und schier ununterbrochenen Zigarrenkonsum«. Seine Favoriten waren Whisky, Brandy und Champagner. Kollegen wollen beobachtet haben, dass C. schon vor dem Frühstück verdünnten Whisky trank, eine Angewohnheit, die er bereits früh entwickelt hatte. Er wird so zitiert: »Als ich während dem Krieg in Südafrika Truppenoffizier war, war das Wasser nicht trinkbar. Um es trinkbar zu machen, musste man Whisky dazutun.« Dennoch (oder gerade deswegen, wer weiß es schon) wurde er über neunzig Jahre alt.

COCKER, Joe (*1944) ist ein britischer Sänger. Bekannt wurde er mit einer Coverversion des *Beatles*-Songs *With a Little Help from my Friends*, mit dem er nach dem Festival von Woodstock 1969 zum Superstar wurde. Die Siebzigerjahre verliefen bei C. wie im Rausch, was leider wörtlich zu verstehen ist, denn er konsumierte einigen Alkohol und auch diverse Suchtmittel. Erst als er diese Probleme in den Griff bekam, ging es in den Achtzigerjahren mit ihm und seiner Karriere wieder aufwärts.

DAVIS jr., Sammy (1925–1990) war ein US-amerikanischer Sänger, Schauspieler und Entertainer. Nicht selten wurde er gar als der »größte lebende Entertainer der Welt« bezeichnet. Seine Auftritte mit dem legendären *Rat Pack* (u.a. mit Dean Martin und Frank Sinatra) in Las Vegas machten ihn weltbekannt. Gleichzeitig sorgte D. durch seine Beliebtheit für größere Akzeptanz der afroamerikanischen Bevölkerung. Hits wie *Candy Man* oder *Mr Bojangles* sind bis heute Gassenhauer. Das gesamte *Rat Pack* war für seinen exzessiven Alkoholkonsum berüchtigt. Auch D. war dabei nicht zimperlich. 1974 drehte er einen Werbefilm für einen japanischen Whisky, der im Internet heute noch für Begeisterung sorgt. Der Schweizer *Tages-Anzeiger* druckte vor einigen Jahren eine launige Reportage des Promi-Journalisten Jack Stark, in der er über seine Erlebnisse mit D. berichtet: »Er war ein Star von Weltformat und hatte keinerlei Starallüren: Sammy Davis jr. Umso größer war aber sein Durst nach Hochprozentigem [...]. Als es ans Bestellen der Getränke ging und wir uns in die Weinkarte vertieften, sagte Sammy nur: ›Whisky pure, please!‹ Danach trank er Whisky zum Apéro, Whisky zur Vorspeise, Whisky zum Hauptgang, Whisky zum Dessert und Whisky zum Kaffee, und das in der gleichen, nicht unerheblichen Menge, in der die anderen Gäste dem Rotwein oder dem Mineralwasser zusprachen.«

DEPARDIEU, Gerard (*1948) ist französischer Schauspieler. Er spielte in zahlreichen Filmen in Frankreich und Hollywood mit, von denen die bekanntesten sicherlich *Cyrano de Bergerac, Green Card,* aber auch die Asterix-Verfilmungen sind. Nebenbei ist der Genießer auch Winzer und Besitzer des Weinguts Château de Tigné im Anjou, wo er seinen eigenen Wein keltert. Auch zwei Restaurants in Paris gehören ihm. – Investitionen, die auf seine freundschaftliche Beziehung zum Alkohol hinweisen. Seine Lebensgefährtin verwaltet ein Weingut in der Toskana. »Dass er bisweilen sein bester Kunde ist, räumt er gerne ein. In einer BBC-Sendung sagte er, er trinke ›vier bis sechs Flaschen Wein am Tag‹. Das mag selbst für ihn übertrieben sein, aber seine Liebe zum Roten hat offenbar organische Gründe: ›Ich glaube das Fruchtwasser meiner Mutter bestand aus Wein‹«, lässt sich D. im *Focus* zitieren. Dass er Alkoholiker ist, hat D. bereits öffentlich eingeräumt. Wäre auch schwer zu dementieren: 1998 verunglückte er mit 2,55 Promille mit dem Motorrad und brach sich ein Bein, 2011 urinierte er angetrunken in einem voll besetzten Flugzeug. Ohne zuvor die Bordtoilette aufzusuchen.

DIETRICH, Marlene (1901–1992) war eine deutsche Schauspielerin und Sängerin, die während des Naziregimes in die USA emigrierte und die amerikanische Staatsbürgerschaft annahm. Ihren Durchbruch hatte sie 1930 als Lola im Film *Der blaue Engel.* Bekannt wurde sie bald durch ihre rauchige Stimme, die, ebenso wie der Einsatz von Zigaretten und Hochprozentigem vor der Kamera, zu ihrem Markenzeichen wurde. Wer sich fragt, was eine doch eindeutige weibliche Vertreterin unter den betrunkenen Männern sucht, dem sei dieser *Stern*-Auszug ans Herz gelegt: »Marlene Dietrich führte sich wie ein Macho auf. Sie tat, was sie für richtig hielt, sie sagte, was sie dachte, sie nahm sich, wen sie wollte. Bevorzugt Schauspielerkollegen, denen sie unter der Rubrik ›Arbeitsprobe‹ mit Seele und Leib die ganze Marlene darbot.« Nach dem Krieg kehrte sie nach Europa zurück, drehte noch ein paar Filme und lebte viele Jahre zurückgezogen in Paris. Auch wurde sie trotz ihrer Laster über neunzig Jahre alt. Das Ende ihres Lebens verlief allerdings tragisch. Der *Stern* beschreibt die Wohnung der Diva: »Eine Kochplatte. Eine Tasse Tee. Medikamente. Flaschenweise Alkohol. Bücher, Zeitungen und Zeitschriften, stapelhoch. Eine Lupe. Kleenexboxen. Ein vollgekritzeltes Adressbuch. Ein Telefonapparat.«

DOSTOJEWSKI, Fjodor (1821–1881) war ein russischer Schriftsteller, der zwar im 19. Jahrhundert lebte und wirkte, jedoch großen Einfluss auf einige Autoren des 20. Jahrhunderts hatte, wie etwa Camus, Kafka und Hemingway. Besonders bekannt und auch heute noch gelesen sind Werke wie *Der Spieler* oder *Die Brüder Karamasow.* Zwar war er kein Hardcore-Trinker wie zahlreiche seiner Landsleute, aber auch er konsumierte Wodka und berichtete in seinen Büchern fachkundig über die verhängnisvollen Folgen und Wirkungen des Alkohols.

DÜRRENMATT, Friedrich (1921–1990) war ein Schweizer Schriftsteller und Dramatiker. Obwohl oder gerade weil sein Vater Antialkoholiker war und D. in der so gepflegten und ordentlichen Schweiz aufwuchs, entwickelte er bald einen starken Hang zu Alkohol und Zigaretten. Sein bekanntestes Drama ist *Der Besuch der alten Dame,* aber auch das Theaterstück *Die Physiker* oder der

Roman *Grieche sucht Griechin* wurden viel gelesen. 1958 schrieb D. *Es geschah am hellichten Tag*. Verfilmt mit Heinz Rühmann und Gert Fröbe, wurde das Werk zu einem der wichtigsten deutschen Kriminalfilme. Und das alles, obwohl sich D. gern mal einen genehmigte. »Auch nach einer durchzechten Nacht war er spätestens morgens um neun wieder an der Arbeit. Der Alkohol hat ihn nie an der Arbeit gehindert«, berichtet sein Biograf Peter Rüedi.

DYLAN, Bob (*1941), eigentlich Robert Allen Zimmerman, ist ein US-amerikanischer Songwriter. Seit etwa 1960 ist er als Musiker tätig, nimmt Platten auf und tourt durch die Welt. Zu Ehren des (in diesem Buch ebenfalls gewürdigten) walisischen Dichters Dylan Thomas – und weil er selbst als Popliterat gilt – nahm er dessen Namen an. Zahlreiche ihm nachfolgende Musiker geben D. als Vorbild und Inspiration an, weil er in seiner Musik die unterschiedlichsten Musikstile verbindet. Wie so manches Genie aber hat er auch seine Probleme. »Das mit dem Alkohol zum Beispiel. In den letzten Jahren präsentierte er sich nicht selten als aufgeschwemmtes Wrack«, motzte die *Berliner Zeitung* im Rahmen einer seiner Tourneen.

ERHARDT, Heinz (1909–1979) war ein deutscher Schauspieler und Komiker. Besonders populär war er in den Fünfziger- und Sechzigerjahren, einer Zeit also, in welcher der gediegene Herrenwitz noch beliebt und es statthaft war, den einen oder anderen über den Durst zu trinken. E. thematisierte den unbedarften Umgang mit Alkohol demnach auch in vielen Gedichten und Liedern (z.B. im hier zitierten *Immer, wenn ich traurig bin, trink ich einen Korn*). In seinem Werk *Das große Heinz Erhardt Buch* ist diese Schnurre zu lesen, wobei nicht deutlich wird, ob sie autobiografisch ist: »Nun, es gab auch Familien mit zahlreichen Töchtern, die dem Alkohol abhold waren. Da du aber rechtzeitig von deinen Freunden, die schon mal zu Gast sein mussten, gewarnt wurdest, nahmst du eine Flasche mit, indem du sie wohlverwahrt in deine Manteltasche stecktest. Während des Abendbrots täuschtest du leichtes Unwohlsein vor und gingst – jegliche Begleitung strikt ablehnend – dorthin, wo der Mantel hing. Dort zogst du die Flasche hervor und dich dann zurück.«

EWING, J. R. (*1935) ist der Sohn von Jock und Miss Ellie Ewing, auf der Southfork Ranch nahe Dallas/Texas geboren. Sein Leben wurde in der TV-Serie *Dallas* aufgezeichnet. In der Serie ist E. (wie auch andere Protagonisten) selten ohne einen Drink in der Hand zu sehen. In Anspielung darauf wurde in den Achtzigerjahren das Partyspiel *Dallas-Saufen* populär. Dabei galt es, wann immer in der Serie einer gehoben wurde, vor dem Bildschirm adäquat mitzutrinken. Die meisten dieser Partys endeten im Delirium.

FALLADA, Hans (1893–1947), eigentlich Rudolf Wilhelm Friedrich Ditzen, war ein deutscher Schriftsteller. Sein bekanntestes Werk hieß *Der Trinker,* womit auch das lebenslange Leit- und Leidensmotiv des Autors umrissen ist. F. ist das Musterbeispiel eines alkoholkranken Schriftstellers, weswegen er (wie auch wegen seiner Morphinabhängigkeit) immer wieder ganze Jahre in Sanatorien verbrachte. Ein Jahr vor seinem Tod wurde F. in die Nervenklinik der Charité eingewiesen, wo er sich noch zu einer letzten Meisterleistung emporhievte und binnen weniger Wochen den Roman *Jeder stirbt für sich allein* schrieb. Drei Monate später starb er an Herzversagen.

FAULKNER, William (1897–1962) war ein US-amerikanischer Schriftsteller, der als bedeutendster Vertreter des amerikanischen Romans im 20. Jahrhundert gilt. Als wichtigstes Werk gilt das 1932 veröffentlichte *Licht im August.* 1949 erhielt F. den Nobelpreis für Literatur. Er galt als schwieriger Charakter, liebte das Fliegen, das Reiten und die Jagd, musste aber immer wieder wegen seines enormen Alkoholkonsums in Entziehungskuren. Auch seine Frau Estelle war trunksüchtig. In einer Biografie schreibt Peter Nicolaisen: »Ihm war das Trinken eine tägliche Gewohnheit und zugleich bei vielen Gelegenheiten eine Möglichkeit zur Flucht – vor anderen Menschen, vor dem Druck der Arbeit, vor den lästigen Pflichten aller Art. […] Wenn er sich entschieden hatte, für eine gewisse Dauer zu trinken, […] legte er sich einen Whiskyvorrat an und zog sich, nach einem Stadium der Ausgelassenheit, in sein Bett zurück, wo er weitertrank, bis er einschlief.« 1962 starb F. nach einem Sturz vom Pferd.

FIELDS, W.C. (1880 – 1946), eigentlich William Claude Dukenfield, war ein US-amerikanischer Schauspieler und Unterhaltungskünstler, der in den Dreißigerjahren in Filmen wie *Alice im Wunderland* oder *David Copperfield* mitwirkte. Zu großer Popularität gelangte er durch seinen enormen Alkoholkonsum wie auch durch seine fast schon pathologische Abneigung gegen Kinder. Zu beiden Themen legte F. zahlreiche Bonmots und Aphorismen vor, die sein Wirken als Schauspieler bei Weitem überdauern.

FITZGERALD, F. Scott (1896 – 1940) war ein US-amerikanischer Schriftsteller. Der Name geht zurück auf seinen Onkel Francis Scott Key, der die US-amerikanische Nationalhymne dichtete. F. war schon früh erfolgreich. Bereits sein erster Roman, *Diesseits vom Paradies,* wurde gedruckt und gut verkauft. Wenige Tage nach der Veröffentlichung heiratete F. seine Verlobte Zelda Sayre. Noch ahnte keiner, welch Duo sich da gefunden hatte: F. Scott und Zelda wurden zum Glamour- und Albtraum-Paar der New Yorker Szene. Die beiden gehörten einer Generation von Schriftstellern und Bohemiens an, die in den Zwanzigerjahren im für Amerikaner seinerzeit preisgünstigen Paris gut und ausufernd leben konnte. 1925 erschien *Der große Gatsby,* F.s wohl bekanntester Roman. Auf Deutsch ist das Werk noch heute bei Diogenes erhältlich, auf dessen Verlagswebsite nüchtern beschrieben wird: »Alles endete im schrecklichen Kater der Wirtschaftskrise. Alkohol, Zank und Geldprobleme zerstörten die Ehe mit Zelda. Um Geld zu verdienen, ging Fitzgerald 1937 als Drehbuchautor nach Hollywood, wo er 1940 starb.«

FONTANE, Theodor (1819 – 1898) war ein deutscher Schriftsteller. Bis er dreißig Jahre alt war, arbeitete er als Apotheker, erst dann entschloss er sich, nur noch zu schreiben. Nach einem Abstecher als Korrespondent in London konzentrierte er sich auf das Verfassen von Reiseliteratur. Besonders bekannt wurden die *Wanderungen durch die Mark Brandenburg*, deren erster Band 1861 herausgebracht wurde. Auch als Theaterkritiker und Kriegsberichterstatter versuchte er sich. Erst 1878 erschien F.s erster Roman *Vor dem Sturm*, drei Jahre vor seinem Tod schließlich das bis heute bekannteste Werk *Effi Briest*.

FRANKLIN, Benjamin (1706 – 1790) war ein US-amerikanischer Verleger, Schriftsteller, Erfinder und Staatsmann. Er gilt als einer der Gründer der Vereinigten Staaten und wirkte maßgeblich an der Unabhängigkeitserklärung mit. Ganz nebenbei erfand er den Blitzableiter. Auch ansonsten war sein Leben davon bestimmt, sich für das Gemeinwesen zu engagieren – so gründete er auch die erste Leihbibliothek in Amerika. Zwar prägte er den Satz vom »Bier als Beweis, dass Gott die Menschen liebt«, dennoch trank er wohl lieber Wein.

GASCOIGNE, Paul (*1967) ist ein ehemaliger englischer Fußballspieler. In 57 Länderspielen für England und Hunderten Liga- und Europapokalspielen für Vereine wie Newcastle United, die Glasgow Rangers oder Lazio Rom erarbeitete sich ›Gazza‹ einen Ruf als großer Fußballer und als Spaßvogel. Weniger spaßig war sein Umgang mit Alkohol, der seine Karriere ruinierte und ihn bereits mehrfach in Gefängnisse, Entzugskliniken und Psychiatrien brachte.

GAUGUIN, Paul (1848 – 1903) war ein französischer Maler, der bis zu seinem 34. Lebensjahr in einer Bank arbeitete. Erst als er dort gefeuert wurde, beschloss er, umzusatteln. G. begann ein rastloses Leben, das ihn 1887 nach Panama führte, wo er aus Geldnot am Bau des Panamakanals mitarbeitete. Kurz danach wanderte er nach Polynesien aus, kehrte nach Paris zurück, wurde ob seiner Kunst verspottet, ging wieder nach Polynesien. Zeitlebens wartete er auf die Anerkennung als Künstler und den finanziellen Erfolg. Er starb schließlich, an Syphilis leidend und verbittert. 2007 berichtete *Der Spiegel* über einen interessanten Fund aus G.s Alltag: »In dem Brunnen fand sich alles, was ein alter, kranker Mann zum Leben brauchte. Die leeren Flaschen aus dem Brunnenschacht dokumentieren die alkoholischen Vorlieben des Malers: Gauguin trank Absinth. Genau wie sein ehemaliger Freund Vincent van Gogh, der sich nach ausgiebigem Genuss des giftgrünen Getränks und einem daraus resultierenden Streit mit Gauguin ein Stück seines Ohres abschnitt. Außerdem trank er Rum und Wein. Drei leere Weinkrüge lagen in dem Brunnen, jeder davon enthielt einst stolze 35 Liter. Manchmal gab es auch Bier. Eine dunkelbraune Flasche zeigt noch den Prägestempel der Brauerei: ›The Kauri Brewery, Ltd., Woodville, Neuseeland.‹

GIBSON, Mel (*1956) ist ein US-amerikanisch-australischer Schauspieler. Große Erfolge feierte er als Darsteller in Filmen wie *Mad Max* oder *Lethal Weapon,* noch größere aber als Filmemacher – *Braveheart* holte mit G. als Regisseur, Produzent und Hauptdarsteller 1995 fünf Oscars. Auch *Die Passion Christi* war ein großer kommerzieller Erfolg und bekräftigte G.s Ruf als kontroverse Persönlichkeit. Diverse alkoholgestützte Ausfälle, auch gegenüber Frauen, begleiten seine Karriere. »Dabei ist Gibsons Renommee trotz seines Oscars für *Braveheart* 1996 durch böse Alkoholabstürze und antisemitische Pöbeleien ramponiert genug«, urteilt die *Welt,* »nun könnte es endgültig so weit kommen, dass niemand mehr die regelmäßigen Entschuldigungsorgien des Mannes hören will, der für seine Rollen bis zu 25 Millionen Dollar erhalten soll.«

GOETHE, Johann Wolfgang von (1749 – 1834) war ein deutscher Dichter, beziehungsweise ist nach wie vor DER deutsche Dichter. Zunächst studierte er Jura und arbeitete als Anwalt, bevor er sich der Kunst widmete. Er gilt als Hauptfigur des Sturm und Drang, zu dem später auch Friedrich Schiller zählte. 1774 wurde er durch *Die Leiden des jungen Werther* europaweit bekannt. Es folgten zahllose Dramen, Gedichte, Prosawerke und Schriften. Die bekanntesten aufzuzählen hieße, Wesentliches wegzulassen. Aber wer kennt sie nicht: *Faust I* und *Faust II*, *Götz von Berlichingen*, *Iphigenie auf Tauris*, *Die Wahlverwandtschaften*, *Der Erlkönig*, *Der Zauberlehrling* oder den *West-östlichen Divan*. Nicht zu kurz kam bei G. auch der Genuss: Frauen verehrte er ähnlich wie Tabak und Wein. Der *Focus* schreibt über Deutschlands Vorzeigedichter: »Im Geist des Weines hatte Goethe zeitlebens Inspiration und Trost gesucht. Bis zu zwei Liter täglich konsumierte der Verfasser des *Faust* und ist damit ein gutes Beispiel für die enge Verbindung, die Kultur und Alkohol seit Jahrtausenden eingehen.«

GORKI, Maxim (1868–1936), eigentlich Alexei Peschkow, war ein russischer Schriftsteller. 1902 kam sein Stück *Nachtasyl* erst ans renommierte Moskauer Künstlertheater, danach auf andere große europäische Bühnen. Das machte ihn weltweit bekannt. In seinen Stücken ging es G. um die Missstände im zaristischen Russland, was ihn erwartungsgemäß bei der Obrigkeit unbeliebt machte. Er lernte Lenin kennen, dessen Ideen er unterstützte, ohne jedoch Mitglied der Partei zu werden. Nach Lenins Tod ging G. ins Exil nach Sorrent, weil er den Nachfolgern misstraute. 1931 kehrte er dann doch zurück.

HAPPEL, Ernst (1925–1992) war österreichischer Fußballtrainer und -nationalspieler. Seine erste große Zeit hatte er zur WM 1954, bei der nicht nur Deutschland seinen legendären ersten Titel holte, sondern auch der kleine Nachbar mit Topspieler H. einen nie wieder erreichten dritten Platz belegte. Später wurde er Trainer und feierte europaweite Erfolge mit Vereinen und auch als Nationaltrainer, als er etwa die Niederländer 1978 ins WM-Finale führte. 1981 wechselte er zum Hamburger SV, dem er in den darauffolgenden Jahren die erfolgreichste Zeit der Vereinsgeschichte spendierte. Auch seine Art wurde berühmt: wortkarg und kettenrauchend. »Im Privaten wandelte sich der mürrische Fußballverrückte zu einem dem Alkohol, Frauen und Glücksspiel nicht abgeneigten Bohemien. Ein Mann mit Witz und Esprit«, schreibt das Magazin *11 Freunde*.

HARPER, Charlie (196?-2011) war ein US-amerikanischer Komponist und Lebenskünstler. Dank einiger erfolgreicher Werbejingle-Kompositionen residierte er bis zu seinem Tod ohne finanzielle Sorgen in einem Strandhaus in Malibu. Er lebte extrem promiskuitiv und war dabei stets dem Alkohol zugewandt. Erst der Einzug seines mittellosen Bruders Alan und dessen Sohn Jake störte und veränderte sein bis dato reibungsfreies Leben. Alkohol und Frauen konsumierte er weiterhin unverdrossen. Er starb bei einem Flugzeugabsturz in Staffel 8 der Serie *Two and a Half Men.*

HARTMANN, Waldemar (*1948) ist ein deutscher TV-Moderator, der sich jovial und ungeniert über Jahrzehnte durch mancherlei Sport- und Fußball-Übertragungen frug. Erster Spitzname: »Die Duzmaschine«. Richtig zur Legende wurde er aber erst 2003 durch seine sprichwörtliche Bierruhe bei den diversen Verbalattacken seitens Rudi Völler, seinerzeit Teamchef der deutschen Fußball-Nationalmannschaft, u. a.: »Du sitzt hier locker und in aller Ruhe und hast schon drei Weizenbier getrunken.« Dies dementierte H. zwar stets, es brachte ihm aber dennoch einen hochdotierten Werbevertrag mit einer Münchner Weißbierbrauerei ein. Spitzname seither: »Weißbier-Waldi«.

HEGEL, Georg Wilhelm Friedrich (1770 – 1831) war ein deutscher Philosoph. Sein Werk gilt als epochal und umfassend. Bis heute ist H. einer der bedeutendsten Philosophen Deutschlands, wenn nicht weltweit. Betrachtet man seine Alkohol-Karriere, so stellt sich die interessante Frage, ob er auch abstinent ein Philosoph mit Weltruhm geworden wäre. Sie bleibt für immer unbeantwortet. »Bei Hegel dürfte es mit dem Eintritt ins Tübinger Stift begonnen haben, wo er mit Schelling und Hölderlin zwar nicht um den Freiheitsbaum tanzte, aber im Kreis der Studiker die ihnen täglich zustehende Kanne Wein (immerhin 1,3 Liter) leerte. Chronisten wetterten gegen die universitäre ›Pflanzschule des Saufgeistes‹. Und die Kommilitonen fürchteten, Hegel werde sein bisschen Verstand schon noch versaufen«, schreibt das *Schwäbische Tagblatt* über das

Buch *Hegel & Hegel* von Otto A. Böhmer. Auch auf philosophiefernen Gebieten ist H. bis heute präsent – 1955 wurde eine Rebsorte nach ihm benannt.

HEINE, Heinrich (1797–1856) war ein deutscher Schriftsteller. H. galt als letzter Dichter der Romantik und brachte die Alltagssprache in die Lyrik. Nach einer Banklehre veröffentlichte er im Alter von zwanzig Jahren erste Gedichte. Er ging nach Göttingen, wo er studierte und sich einer Burschenschaft anschloss. Weil er aber Jude war, wurde er bald schon ausgeschlossen. Erzürnt zog er nach Berlin, wo er bedeutende Schriftsteller kennenlernte. Regelmäßig veröffentlichte H. in den folgenden Jahren Reiseberichte, Gedichte, Aufsätze und gab auch Zeitschriften heraus. 1831 siedelte er nach Paris über, 1844 erschien sein vielleicht bekanntestes Werk, *Deutschland. Ein Wintermärchen.*

HEMINGWAY, Ernest (1899–1961) war ein US-amerikanischer Schriftsteller. Den Einstieg in die Schriftstellerei fand er über seine Tätigkeiten als Reporter und Kriegsberichterstatter. Außerdem war er Großwildjäger, Hochseeforscher und Abenteurer – Hobbys, die stete Quellen seiner Inspiration wurden. Schon im Ersten Weltkrieg mischte H. mit, wenngleich nur als Sanitäter. Dabei wurde er durch eine Granate verletzt. Ab 1921 arbeitete H. als Paris-Korrespondent für den *Toronto Star* und machte in der französischen Hauptstadt die Bekanntschaft von literarischen Größen wie F. Scott Fitzgerald und Gertrude Stein. Im Spanischen Bürgerkrieg und im Zweiten Weltkrieg war er erneut Kriegsreporter, eine Tätigkeit, die sich in vielen eindrucksvollen Texten niederschlug. Nach dem Krieg schrieb H. *Der alte Mann und das Meer,* sein wohl bedeutendstes Werk. 1954 erhielt er den Literatur-Nobelpreis. Neben Alkohol waren auch Depressionen ein ständiger Begleiter, sodass sein Selbstmord 1961 kaum überraschte. Wie wenige andere steht er als Sinnbild des trinkenden Schriftstellers.

HESSE, Hermann (1877–1962) gilt als der weltweit meistgelesene deutschsprachige Schriftsteller. Werke wie *Siddhartha, Unterm Rad* oder *Das Glasperlenspiel* werden seit Jahrzehnten von Lesern aller Altersgruppen verschlungen. In Baden-Württemberg geboren, zog H. bald ins Tessin bei Lugano, wo er über vierzig Jahre bis zu seinem Tod lebte. H. unternahm viele Reisen, die ihn prägten, unter anderem nach Indien. 1946 erhielt er den Nobelpreis für Literatur für sein Gesamtwerk. Er selbst bekannte sich zum Alkohol: »Häufig suchte ich meine Freude, meinen Traum, mein Vergessen in einer Flasche Wein, und sehr oft hat sie mir geholfen, sie sei dafür gepriesen.«

HITCHCOCK, Alfred (1899–1980) war ein britischer Filmregisseur. Er gilt als der beste und bedeutendste Regisseur im Bereich der Spannung und des Thriller. H. drehte lange Zeit in Großbritannien, bevor er 1939 in die USA übersiedelte und zur Legende wurde. Seine Arbeiten setzten Maßstäbe, gleich ob *Die Vögel, Psycho, Das Fenster zum Hof* oder *Über den Dächern von Nizza* – fast immer nutzte H. Effekte und Techniken, die bis dato unbekannt oder unerprobt waren und nachher gerne zitiert und kopiert wurden. Eine Marotte von H. war, in seinen Filmen selbst kurz aufzutreten. Er wurde zwar sechsmal für den Oscar nominiert, die Trophäe wurde ihm allerdings nie zugedacht. Das war aber wohl nicht der Grund für sein größtes Laster. »Und Hitchcock trank: Während der Drehbuchsitzungen pendelte er unaufhörlich zwischen Arbeits- und Badezimmer hin und her, wo er, getarnt in einer Tüte, den (vom Arzt) verbotenen Brandy deponiert hatte«, schreibt *Der Spiegel* über seine letzten Lebensjahre.

HOFFMANN, E.T.A. (1776–1822), eigentlich Ernst Theodor Amadeus Hoffmann, war ein deutscher Schriftsteller der Romantik. Eigentlich ein Multitalent, arbeitete er unter anderem als Jurist, Komponist, Kapellmeister, Musikkritiker, Zeichner und Karikaturist. H. verstand sich lange Zeit nicht als Schriftsteller, erst in den letzten dreizehn Lebensjahren verfasste er seine wichtigsten Werke:

Der Sandmann, Die Elixiere des Teufels, Lebensansichten des Katers Murr und einige mehr. Trotz seines relativen Erfolges verfiel er dem Alkohol. »Aufgrund seiner zunehmenden Perspektivlosigkeit und aufkeimenden Alkoholsucht zeichnete sich bei Hoffmann bald eine Persönlichkeitsspaltung ab: Seine Außenwelt stand seiner Innenwelt gegenüber«, heißt es auf der Website der Stadt Bamberg, wo H. einige erfolgreiche Jahre verbrachte.

HORAZ (65 – 8 v. Chr.), eigentlich Quintus Horatius Flaccus, war ein römischer Dichter. Ausgebildet in Rom und Athen schloss er sich nach der Ermordung Cäsars den Attentätern an und brachte es dort bis zum Militärtribun. Nach dem Scheitern der Truppe war auch H.s Karriere am Ende, er wurde sogar enteignet. Derart amts- und besitzlos widmete sich H. der Dichtkunst. Er trank gern und viel und äußerte sich folgendermaßen: »Gedichte von Wassertrinkern sind in der Regel schlecht und geraten schnell in Vergessenheit.«

JELZIN, Boris (1931 – 2007) war ein russischer Politiker und von 1991 bis 1999 der erste Präsident Russlands wie auch das erste demokratisch gewählte Staatsoberhaupt in der Geschichte des Landes. J. war ein Reformer, der den Stalinismus in Russland mit harter Hand bekämpfte. Gleichzeitig hatte er ein offensichtliches Alkoholproblem und wurde dafür national und international belächelt. Denn Geschichten wie die aus der *Rheinischen Post* gab es einige: »Bei einem Besuch in Washington 1995 sei Jelzin eines Nachts betrunken und in Unterwäsche in der Nähe des Weißen Hauses aufgegriffen worden. [...] Jelzin sei bei seinem nächtlichen Ausflug von Geheimdienstleuten entdeckt worden, als er ein Taxi anhalten wollte, und gefaselt habe, dass er auf der Suche nach einer Pizza sei.«

JESUS CHRISTUS (0 – 31 n. Chr.) war Gottes Sohn, Wanderprediger und Kirchenstifter. Seine Zugehörigkeit zu dieser illustren Runde mag umstritten sein, gerade bei dem Glauben zugewandten Menschen. Sie bitten wir um ein wenig Humor und stellen fest:

Jesus war natürlich KEIN Alkoholiker! Dennoch machte er im Rahmen der Hochzeit von Kanaan Wasser zu Wein und produzierte dabei keinen schlechten Tropfen, wie wir in Johannes 2,10 esen können: »Jedermann gibt zum ersten guten Wein, und wenn sie trunken geworden sind, alsdann den geringeren; du hast den guten Wein bisher behalten.« Später gab er seinen Jüngern beim Abendmahl den Wein im Becher und forderte sie auf: »Trinkt daraus, ihr alle.« Er selbst trank auch, wie wir in Lukas 7,34 nachlesen können: »Des Menschen Sohn ist gekommen, isst und trinkt; so sagt ihr: Siehe, der Mensch ist ein Fresser und Weinsäufer, der Zöllner und Sünder Freund!«

JOYCE, James (1882–1941) war ein irischer Schriftsteller. Als er gerade erwachsen war, zog er nach Paris, sagte, er wolle Medizin studieren, verprasste aber das mühsam verdiente Geld, das ihm seine Familie gab, dank seines liederlichen Lebens. Weil seine Mutter im Sterben lag, kehrte er nach Dublin zurück, ohne jedoch seinen Lebensstil zu verändern. Faulenzend, streitsüchtig und von seinem Freund Oliver Gogarty, einem Oxforder Medizinstudenten – dem groben Zyniker Buck Mulligan des ›Ulysses‹ –, zu immensem Alkoholkonsum verführt, wartete er auf den Tod seiner krebskranken Mutter. Mit zerknitterter, sackartiger Kleidung und ungewaschen spazierte er durch Dublin, brach bei den geringsten Anlässen in wildes Gelächter aus und spielte den Pariser Bohemien. Als er einmal gefragt wurde, gegen was er die stärkste Abneigung hege, erklärte er dem *Spiegel* zufolge: »Wasser und Seife!« Dann kam der 16. Juni 1904 – der Tag, an dem ihm eine Dame namens Nora Barnacle ein Rendezvous gewährte. Dieser Tag wird später derjenige sein, an dem *Ulysses* spielt. Mit Nora geht J. nach Europa ins freiwillige Exil, nach Triest, Pula, Zürich und Paris. Dort vollendet er 1922 an seinem 40. Geburtstag *Ulysses*.

JUHNKE, Harald (1929–2005), war ein deutscher Entertainer und Schauspieler. Anfangs in Boulevardstücken und in harmlosen Nachkriegs-Heile-Welt-Filmchen (*Gruß und Kuss vom Tegernsee* etc.) zu sehen, wurde er 1979 endgültig zum deutschen Liebling (und Sorgenkind Nummer eins). Er übernahm die überaus beliebte Sendung *Musik ist Trumpf*, die er jedoch bald abgab, weil er immer wieder zu betrunken war, um zu moderieren. In den Neunzigerjahren hatte er noch bemerkenswerte Auftritte in Filmen wie *Schtonk* sowie in Bühnenrollen als *Trinker* (nach Fallada) oder *Hauptmann von Köpenick*. 1959 wurde der Öffentlichkeit das Problem J.s Leben bekannt, als er wegen Alkohol am Steuer und Widerstand gegen die Staatsgewalt für vier Monate im Gefängnis hockte. Über die Jahre gab er trotz aller Versuche, vom Alkohol loszukommen, vor allem das »Bild eines saufenden Schwerenöters. Juhnkes Alkoholsucht war in Wirklichkeit eine Tragödie; seine Versuche, die Rückfälle zu verharmlosen, nichts als Koketterie – eine Koketterie, die die Medien gern teilten«, wie *Der Spiegel* analysiert. J. selbst war anderer Ansicht: »Man liebt mich noch, wenn ich voll bin wie eine Natter«, gab er bei einem Interview mit dem *Stern* zu Protokoll.

KÄSTNER, Erich (1899–1974) war ein deutscher Schriftsteller und Dichter. Bekannt wurde er durch seine Kinderbücher und Gedichte, die sich mit dem menschlichen Befinden, aber auch launig mit der Politik befassten. Deshalb endete seine produktivste Phase im Jahr 1933 mit der Machtergreifung der Nazis. K.s Bücher fielen der Bücherverbrennung zum Opfer. Zuvor hatte er mit *Emil und die Detektive*, *Pünktchen und Anton* und *Das fliegende Klassenzimmer* drei Klassiker der Kinderbuchliteratur verfasst. Nach Ende des Krieges lebte K. in München. An die große Zeit konnte er nicht mehr anknüpfen, und er resignierte mehr und mehr, als er sah, dass die Gesellschaft wenig Interesse hatte, die Vergangenheit aufzuarbeiten. Sicher auch ein Grund, warum er immer öfter und immer mehr trank.

KEATON, Buster (1895–1966), eigentlich Joseph Francis Keaton, war ein US-amerikanischer Komiker, einer der bekanntesten der Stummfilmzeit überhaupt. Sein Markenzeichen war sein stets ernster Gesichtsausdruck, man nannte ihn deshalb auch ›Der Mann, der niemals lachte‹. Nachdem das Werk *The General* ein Flop wurde, musste K. seine Unabhängigkeit aufgeben und einen Vertrag mit MGM unterzeichnen. Er hatte allerdings größte Probleme, in der Tonfilm-Ära anzukommen, was neben den Misserfolgen sicherlich ein Grund dafür war, dass er Anfang der Dreißigerjahre dem Alkoholismus verfiel. Erst lange nach dem Krieg, aber immerhin noch vor K.s Tod, entdeckte man ihn wieder und erkannte die große Qualität seiner Stummfilme.

KELLER, Gottfried (1819–1890) war ein Schweizer Dichter und einer der erfolgreichsten deutschsprachigen Schriftsteller des 19. Jahrhunderts. Besonders bekannt wurden *Der grüne Heinrich* oder *Kleider machen Leute,* Letzteres als Teil des Novellenzyklus *Die Leute von Seldwyla.* Der Erfolg hielt ihn nicht vom Trinken ab. »Tränen: In Gottfried Kellers Leben sind sie nur ausnahmsweise [...] überliefert. An ihrer Stelle floss, wenn man der Legende glauben darf, der Wein«, schreibt der Schweizer Schriftsteller Adolf Muschg über seinen Kollegen.

KEROUAC, Jack (1922–1969), eigentlich Jean Louis Lebris de Kerouac, war ein US-amerikanischer Schriftsteller. Er gilt als wichtigster Vertreter der Beat-Generation. Im Gegensatz zu anderen hier aufgeführten Autoren war bei ihm der Alkoholkonsum quasi die Basis und nicht die Folge des literarischen Schaffens. Nachdem K. Mitte der Vierzigerjahre die Uni verließ, stürzte er sich in ein Leben, das vorrangig aus Drogen, Partys und viel Alkohol bestand. Außerdem reiste er kreuz und quer durch die Welt. Anschließend verwertete er all seine Erlebnisse in Romanen, von denen *Unterwegs* der bekannteste ist. Damit beeinflusste er viele nachfolgende Größen wie Johnny Depp, der meinte, dieses Buch habe sein Leben verändert. »Das Saufen, die Prärie, der ewig letzte Dollar, die mexikanischen Huren, die Levi's, der Cadillac, dieser große, vernarbte, prophetische Wagen, so nannte ihn Kerouac, mit dem sie durch Amerika schossen, Kerouac und die anderen Verlorenen, durch die Nacht, die niemals enden sollte«, schreibt der *Spiegel.* K.s Zeitgenossen verstanden ihn weniger. Die Beatniks scheiterten, und K. versank in Alkohol und Verbitterung. Er starb mit 47 Jahren einsam und betrunken vor seinem Fernseher.

KILMISTER, Lemmy (*1945) ist ein britischer Musiker und als Sänger und Bassist die herausragende Figur von *Motörhead*. Die Heavy-Metal-Band bestätigt seit ihrer Gründung im Jahr 1975 stets ihren Ruf als »lauteste Band der Welt«. K. lebte und lebt streng nach dem Rock 'n' Roll-Prinzip. Was damit gemeint ist, formulierte die *Sunday Times* einst so: »Kaum einer wird behaupten wollen, mehr Drogen genommen, mehr Bourbon getrunken oder mehr Frauen befriedigt zu haben, als der Sänger von *Motörhead*.« K. liebt es zu provozieren, etwa mit Nazi-Devotionalien, die er sammelt, obwohl er sich politisch ganz anders positioniert.

KING, Stephen (*1947) ist ein US-amerikanischer Schriftsteller, der mit seinen Horrorgeschichten (*Shining, Es, Friedhof der Kuscheltiere, The Green Mile*) einer der meistgelesen und damit erfolgreichsten Autoren der Gegenwart wurde – er verkaufte weltweit fast 600 Millionen Bücher. Schon als junger Mann begann K. zu trinken, später kam Kokain hinzu. Er war bald von beiden Suchtmitteln abhängig. »Er betäubte seine gepeinigte Seele mit Alkohol, schließlich mit Drogen, bis es ihm so erging, wie es jedem Süchtigen ergeht: Er konnte nicht mehr schreiben, ohne sich zu berauschen«, erklärt die *B.Z.* 1987 besuchte er eine Entzugsklinik und gilt seither als trocken. Aber noch heute geht K. zu Treffen der Anonymen Alkoholiker.

KINSKI, Klaus (1926–1991), eigentlich Klaus Günter Karl Nakszynski, war ein deutscher Schauspieler. Durch seine Mimik war er per se für die Rollen des Psychopathen und Abgedrehten gesetzt. Bekannt wurde K. in den Sechzigerjahren durch die Mitwirkung in zahlreichen Edgar-Wallace-Filmen; berühmt und berüchtigt durch die mitunter für beide Seiten an alle Grenzen gehende Zusammenarbeit mit dem Regisseur Werner Herzog. Mit ihm entstanden Filme wie *Fitzcarraldo, Nosferatu* und *Aguirre*. Eine Online-Biografie

K.s stellt nüchtern fest: »Doch schon bald erregte er als Filmstar [...] durch sein exzentrisches und ausschweifendes Leben mit Alkohol und Frauen immer wieder Ärgernis.«

KLEIST, Heinrich von (1777 – 1811) war ein deutscher Dramatiker und Schriftsteller. Besonders im Gedächtnis bleiben seine Bühnenstücke *Das Käthchen von Heilbronn* oder *Der zerbrochene Krug* sowie Novellen wie *Michael Kohlhaas* und *Die Marquise von O.* Auch wenn er heutzutage gern auf deutschen Bühnen gespielt wird, war K. zu seiner Zeit ein Außenseiter. Klein, untersetzt und stotternd hatte er auch bei Frauen wenig Erfolg. Zudem war er im Alter von 34 Jahren pleite, von heutiger Bekanntheit und Anerkennung weit entfernt, von der Politik und vom Leben enttäuscht. Deswegen nahm sich K. das Leben. Vor seinem Suizid brachte er sich mit Alkohol in Stimmung, wie *Die Zeit* berichtet: »Der 21. November 1811 ist ein kalter Herbsttag. Die Wirtsleute des Gasthofs *Stimmings Krug* am Kleinen Wannsee bei Berlin sind daher verwundert, als ein Paar, Anfang Dreißig, Kaffee und Rum ans Ufer bestellt. Die beiden sind euphorischer Stimmung. Ein Tagelöhner der kleinen Gaststätte wird später zu Protokoll geben, er habe sie schäkernd am Ufer entlanglaufen sehen, sich jagend wie kleine Kinder. Kurz darauf hallen zwei Schüsse durch die Herbstlandschaft. Heinrich von Kleist hat in einer kleinen Senke Henriette Vogel in die Brust geschossen, dann sich selbst in den Mund. Als man die beiden fand, lag sie auf dem Rücken, die Hände über dem Leib gefaltet. Kleist saß kniend vor ihr, hatte den Kopf auf eine Pistole gestützt.«

KREBS, Diether (1947 – 2000) war ein deutscher Schauspieler und Komiker. Als Kind des Ruhrpotts wurde K. durch die TV-Serie *Ein Herz und eine Seele* bekannt. Später zeigte er sein Talent in der Comedy-Show *Sketchup,* wo er in Hunderte von Verkleidungen schlüpfte. In den Neunzigern ging es mit der Karriere langsam ab-, mit dem Gewicht jedoch aufwärts. Auch Alkohol und Zigaretten setzten K. zu. »Ich habe die Kilos ja nicht vom Essen, sondern von anderthalb Flaschen Sambuca, 32 Espressi und an guten Tagen noch drei Flaschen Wodka«, zitiert ihn *Der Spiegel*. Seine letzte Rolle aber war noch einmal ein Highlight: In *Bang Boom Bang* spielt K. eine schmierigen Ruhrpott-Unternehmer. Der Film ist längst zum Kult geworden. Wochen später starb er. An Krebs.

LATTEK, Udo (*1935) ist ein ehemaliger deutscher Fußballtrainer und Talkshow-Unikum. Nicht nur seine launigen Kommentare, die auch in diesem Buch ihren Platz gefunden haben, sondern auch andere Hinweise geben Grund zur Vermutung, dass L. gerne mal dem Hochprozentigen zusprach. Kollege Max Merkel (auch kein Abstinenzler) sagte über den Trainerkollegen: »Udo Lattek haben sie das Blut abgenommen. Ergebnis: Reiner Alkohol, verschmutzt durch rote Blutkörperchen.«

LAUREL, Stan (1890–1965) war ein britischer Schauspieler und Komiker. Bekannt wurde er mit seinem Partner OLIVER HARDY (1892–1957) in unzähligen Stumm- und später auch Tonfilmen. In der deutschen Brachialübersetzung wurden sie als *Dick und Doof* verunglimpft. Bis in die Vierzigerjahre hinein hatte das Komikerduo Riesenerfolge mit vielen Kurz- und zahlreichen Spielfilmen – 106 insgesamt –, dann versandete die Karriere allmählich. »Laurel war der Kopf, der Denker, der Kreative, und zeichnete, im Abspann nie genannt, oftmals für Co-Regie, Drehbuch, Schnitt und Gags verantwortlich. Während ›Babe‹ Hardy, im Wortsinne ganz Bauchmensch, sich ausschließlich als Schauspieler begriff und sonst lieber zum Golfen und zu Pferderennen ging. Dem Alkohol wiederum standen sie beide nahe«, schreibt *Der Tagesspiegel* über L. und seinen gewichtigen Partner.

LAUTERBACH, Heiner (*1953) ist ein deutscher Schauspieler. Erste Kameraerfahrung hatte er in den Siebzigerjahren in der pikanten Lehrfilmserie *Schulmädchen-Report*, Teil 9 bis 11, seinen Durchbruch als ernsthafter Schauspieler feierte L. 1985 mit dem Überraschungserfolg *Männer* von Doris Dörrie. Seither gehört er zur 1. Liga deutscher Darsteller und wirkte in unzähligen Film- und

Fernsehproduktionen mit. Durch sein vitales Privatleben wurde die Presse regelmäßig mit Schlagzeilen eingedeckt. »Ich war auch nie ein Genusstrinker, der sich was aus guten Weinen macht. Ich war reiner Wirkungstrinker«, räumte H. einmal selbst in einem Interview mit dem *Stern* ein.

LICHTENBERG, Georg Christoph (1742–1799) war ein deutscher Mathematiker, Physiker und Schriftsteller. Mit seinen *Sudelbüchern* begründete er den Aphorismus, kleine philosophische Gedankensplitter, und schaffte damit (indirekt) auch die Voraussetzung für dieses Buch. Danke dafür. In den Notizbüchern sammelte L. bis zu seinem Tod alles, was an Gedanken und Ereignissen seinen Weg kreuzte, und beeinflusste damit Philosophen wie Schopenhauer, Nietzsche oder Kierkegaard. Womöglich hat er beim Notieren auch den einen oder anderen Liter Wein konsumiert. Denn wie erzählte der *Focus* doch so treffend: »Tatsächlich ist es einfacher, eine Liste trinkender Literaten zu erstellen, als die von Abstinenzlern. Goethes Weggefährte Friedrich Schiller, der Aufklärer Georg Christoph Lichtenberg, die Romantiker Jean Paul und E.T.A. Hoffmann, sie alle tranken gern und viel und machten – im Falle Hoffmanns – die Erfahrungen mit den *Elixieren des Teufels* zum zentralen Inhalt ihrer Werke.«

LINDENBERG, Udo (*1946) ist ein deutscher Musiker und Maler. Er nuschelt sich seit den Siebzigerjahren in die Herzen deutscher Gesangsfreunde (und Kabarettisten). Große Hits von L. waren beispielsweise »Alles klar auf der Andrea Doria«, »Sonderzug nach Pankow«, »Horizont« oder »Ich lieb dich überhaupt nicht mehr«. L. trägt seit vielen Jahren konsequent Hut, und immer bekannter wird er auch durch die bildende Kunst. Mit seinen mit Likör gemalten Aquarellen (»Likörelle«) bestritt er schon zahlreiche Ausstellungen. 2010 gestaltete er zwei Briefmarken der Deutschen Post (Motive: »Andrea Doria«, »Sonderzug nach Pankow«). Zudem verkauft eine Brennerei aus dem Schwarzwald L.-Edelliköre. Zwei Euro jeder Flasche fließen an die »Udo-Lindenberg-Stiftung«.

LI TAI PO (701–762) war ein chinesischer Lyriker und einer der ersten bekannten Trinker in der Literaturbranche. Als er zum Beamten der Hanlin-Akademie berufen wurde und man ihm die Ernennungsurkunde überreichen wollte, fand man ihn volltrunken in einer Schenke. Dennoch schaffte er es, dem Kaiser ein Gedicht zu verfassen. Der Legende nach soll er ertrunken sein, als er versuchte, im Alkoholrausch das Spiegelbild des Mondes im Fluss zu umarmen.

LONDON, Jack (1876–1916), eigentlich Jack Griffith Chaney, war ein US-amerikanischer Schriftsteller. Mit vierzehn Jahren verließ er die Schule, suchte das Abenteurer und fand es als Matrose und als Helfer in einer Konservenfabrik. Er wurde wegen Landstreicherei verhaftet, kehrte dann aber ins geregelte Leben zurück und holte den Schulabschluss nach, um in Berkeley zu studieren. 1899 wurde seine erste Kurzgeschichte veröffentlicht, und seine Karriere als Autor startete durch. 1903 erschien sein bekanntestes Buch, *Der Seewolf*, das, wie viele seiner Werke, den gnadenlosen Kampf des Lebens zum Thema hat. Obwohl er sehr gut verdiente, fraß sein Lebensstil das Geld auf. Er trank exzessiv, einer seiner späteren Romane heißt sogar *König Alkohol*.

LÓRÁNT, Gyula (1923–1981) war ein ungarischer Fußballtrainer, der in Deutschland unter anderem bei Schalke 04, Eintracht Frankfurt und dem FC Bayern München unter Vertrag war. »Der Ungar Gyula Lóránt monierte sogar nach seinem ersten Spiel mit Eintracht Frankfurt: ›Gibt es hier keinen Cognac?‹ Aber der trinkfeste Lóránt stellte mit den Frankfurtern auch einen Rekord auf: 21 Bundesligaspiele hintereinander ohne Niederlage«, schreibt *Der Spiegel*.

LUTHER, Martin (1483–1546) war ein deutscher Theologe und Reformator. Im Alter von 22 Jahren schloss sich L. dem Augustinerkloster in Erfurt an. Zwei Jahre später wurde er zum Priester geweiht und begann ein Theologiestudium in Erfurt. Nach seinem Abschluss wurde er Doktor der Theologie und erhielt 1512 eine Professur an der Wittenberger Universität. Während des intensiven

Bibelstudiums kam es bei L. zu einem Nachdenken über die Fehlentwicklungen in der Kirche. Vor allem der Ablasshandel erzürnte ihn. All das führte 1517 zum berühmten Anschlag der 95 Thesen an der Schlosskirche zu Wittenberg, in denen er seine Reformvorschläge ausführte. Fortan rollte eine Lawine durchs Land, es gab viel Zustimmung, aber auch erbitterten Widerspruch. 1518 wurde in Rom ein Ketzerprozess gegen ihn eröffnet, der 1520 mit der Aufforderung endete, er solle widerrufen. L. verweigerte dies, weshalb der Kirchenbann über ihn verhängt wurde. Aber das Volk und auch weltliche Herrscher waren auf seiner Seite. Zur Sicherheit zog er sich trotzdem lieber auf die Wartburg in Eisenach zurück, wo er die Bibel übersetzte. Die reformatorische Bewegung, die er in Gang gesetzt hatte, war ohnehin nicht mehr zu stoppen. Dass L. gerne gut lebte und Bier trank, ist kein Geheimnis. »Mönche galten als große Braumeister, auch Martin Luther sprach gerne dem Alkohol zu. Er sagte: ›Während ich hier sitze und mein Wittenbergisch Bier trinke, läuft das Evangelium durchs Land‹«, heißt es auf der Website *kath.net*.

MAILER, Norman (1923–2007) war ein US-amerikanischer Schriftsteller. Nach dem Studium und seinem Militärdienst gegen Ende des Zweiten Weltkriegs veröffentlichte M. 1948 den Roman *Die Nackten und die Toten,* in dem er seine Kriegserlebnisse im Pazifik aufarbeitete. 1969 (für *Heere aus der Nacht*) und 1980 (für *Gnadenlos*) erhielt er den Pulitzerpreis. Immer wieder befasste sich der Autor mit politischen Themen wie dem Vietnamkrieg. M. war sechsmal verheiratet und wurde in den Sechzigerjahren einmal zu einer Bewährungsstrafe verurteilt, weil er Ehefrau Nummer zwei im Streit niedergestochen hatte. *Spiegel Online* schreibt: »Drogen- und Alkoholkonsum brachten ihn wiederholt in die Schlagzeilen. ›Das Trinken hat meine Gesundheit geschädigt, und ich bin durch höllische Phasen gegangen‹, bekannte er einmal.«

MARTIN, Dean (1917–1995), eigentlich Dino Paul Crocetti, war ein US-amerikanischer Schauspieler und Entertainer. Bekannt wurde er Ende der Vierzigerjahre, als er zusammen mit Jerry Lewis als Comedy Duo auftrat. Auch musikalischen Charterfolg hatte er 1956 mit dem Ohrwurm *Memories Are Made of This* und später noch mit *Everybody Loves Somebody (Sometime)*. Ab 1960 trat M. mit dem *Rat Pack*, vor allem Frank Sinatra und Sammy Davis jr. auf. Bei vielen Hollywoodproduktionen stand er prominent auf der Besetzungsliste. M. wurde allerdings nachgesagt, die Mafia habe bei seiner Karriere nachgeholfen. »Ein bisschen wirkte es immer, als nähme er seinen Beruf nicht sonderlich ernst. Leicht angesäuselt, die Hände mit halb leerem Whiskeyglas und glimmender Zigarette beschäftigt, sang er locker und ein wenig gelangweilt seine samtigen Schnulzen. Doch Dean Martins melancholische Lässigkeit verstellte manchen den Blick auf seine vielen Begabungen«, heißt es im *Spiegel* über M.

McQUEEN, Steve (1930 – 1980) war ein US-amerikanischer Schauspieler, der durch Filme wie *Die glorreichen Sieben*, *Papillon* oder *Getaway* bekannt und beliebt wurde. Vor allem aber war er selbst menschgewordenes Statement: Cooler als McQ., der nebenbei auch semiprofessionell Autorennen fuhr, ging es kaum. Durch sein Faible für Autos ließ er den inhaltlich eher mageren Film *Le Mans* zum absoluten Kult werden. Kultverdächtig sind auch die Polizeifotos, auf denen er grinsend in die Kamera schaut und das Victoryzeichen mit den Fingern formt. Festgenommen worden war er zuvor wegen Trunkenheit am Steuer.

MILLER, Henry (1891 – 1980) war ein US-amerikanischer Schriftsteller. Er war fünfmal verheiratet, aber die wichtigste Frau in seinem Leben war sicherlich die Schriftstellerin Anaïs Nin, die ihn in seinem Schaffen beeinflusste und mit der er und seine zweite Frau June eine sexuelle Dreieckbeziehung unterhielten. 1934 entstand eines seiner großen Werke *Der Wendekreis des Krebses* etwas später (1940) der Roman *Stille Tage in Clichy*. Seine Werke, wie später auch *Sexus*, waren angefüllt mit Erotik.

MITCHUM, Robert (1917 – 1997) war ein US-amerikanischer Schauspieler, der durch seinen minimalistischen Stil berühmt wurde. Bekannteste Filme waren *Schlachtgewitter am Monte Cassino, Die Nacht des Jägers, Dead Man* oder *Ein Köder für die Bestie,* in dem er 1962 einen Psychopathen spielte. »Robert Mitchum ist es vergönnt, an der Seite der schönsten Frauen der Filmgeschichte zu spielen: Marilyn Monroe, Elizabeth Taylor, Deborah Kerr. Trotz seiner Alkoholabhängigkeit und seines oftmals skandalösen Benehmens macht Mitchum auch Ende der Siebzigerjahre Filme zu Kassenschlagern«, heißt es im Filmlexikon von *Kabel 1*.

MORRISON, Jim (1943 – 1971) war ein US-amerikanischer Sänger und Songwriter. Als Frontmann der Gruppe *The Doors* war er ein charismatischer Popstar der späten Sechziger- und frühen Siebzigerjahre mit zeitgemäßem Hang zu Drogen und Alkohol, auch ein Grund, warum er im Alter von 27 Jahren starb. Vor einigen Jahren tauchte bis dato unbekanntes Material der Doors auf. Darüber berichtet *Der Spiegel*: »Es gibt da eine Menge ›betrunkenes‹ Material. ›In Boston zum Beispiel, wo Jim völlig besoffen war, sich dabei aber gut fühlte und das auch jeden wissen ließ‹, erzählt Manager Sugerman in einem Interview mit dem britischen Nachrichtensender *BBC*. ›Es macht Spaß, den Leuten diese Seite Jims zu zeigen. Er war nicht nur der sadistische, ausgeflippte und wütende Säufer, für den ihn zum Schluss alle hielten.‹«

MOZART, Wolfgang Amadeus (1756 – 1791) war ein österreichischer Komponist, der trotz seiner verhältnismäßig kurzen Lebensspanne ein quantitativ und qualitativ schier unglaubliches Werk schuf. Nebenher war er auch ein veritabler Popstar, was Allüren, Affären und Beliebtheit im Volk anbelangte. Schon als Kind fiel er auf, er war ein klassisches Wunderkind, das bereits mit fünf Jahren erste Kompositionen ablieferte. Und so rasant ging es weiter, es entstanden Opern *(Die Zauberflöte, Cosi fan tutte)*, Sinfonien, Klavier-, Streich- und Flötenkonzerte, Serenaden und Kammerkonzerte in rauen Mengen. M. verdiente gut – verprasste allerdings auch viel. Zwar starb er nicht bettelarm, wie oft kolportiert wird, aber viel hatte er auch nicht mehr. Sein kurzes Leben war eine Achterbahn.

»Wolfgang Amadeus Mozart gilt bei vielen als Freak. Zu diesem Bild trug nicht zuletzt der US-Spielfilm von Milos Forman aus dem Jahr 1984 bei. Der Musiker wird hier als infantiler, nervöser Neurotiker dargestellt, der ständig obszöne Witze macht, auf Liebesabenteuer aus ist, keine höfischen Regeln befolgt und der ungezügelt seiner Alkohol- und Spielsucht frönt«, schreibt die *taz*.

NOLTE, Nick (*1941) ist ein US-amerikanischer Schauspieler. Er trat in zahlreichen Filmen auf und war für *Herr der Gezeiten, Der Gejagte* und *Warrior* für den Oscar nominiert. Seit einigen Jahren hat er allerdings zu kämpfen: Seine schwere Alkoholabhängigkeit ließ N. 2010 im Schwarzwald behandeln, worüber die *BILD* berichtete: »Ein Insider zum US-Magazin *National Enquirer* über den ›wirklich schlimmen Zustand‹ bei Ankunft des Schauspielers in der Klinik: ›Er stank nach Alkohol und hatte offensichtlich schwere Entzugserscheinungen, zitterte heftig.‹«

NOVALIS (1772–1801), eigentlich Georg Philipp Friedrich Freiherr von Hardenberg, war ein deutscher Schriftsteller der Romantik. Ein bekanntes Werk N.s war zum Beispiel *Heinrich von Ofterdingen*. N., Philosoph und Bauingenieur, schrieb einst: »Geht's ohne Hoffnung oder sonst zu übel, so bleibt mir Bitter-Mandel-Wasser und Opium.« Tatsächlich hat er mit allerlei Rauschmitteln experimentiert und diese Erfahrungen in seine Werke einfließen lassen.

OSBOURNE, Ozzy (*1948) ist ein britischer Musiker. Seine ersten großen Erfolge hatte er mit seiner Band *Black Sabbath,* die in den Siebzigerjahren als Wegbereiter des Heavy Metal galt und mit *Paranoid* einen Megahit landete. Danach machte O. auch als Solist Karriere und galt bald schon als Musiker mit gehörigen Macken und reichlich Wahnsinn im Blut. Nicht zuletzt die schräge Reality Soap *The Osbournes* über sein Familienleben machte O. zum Kultobjekt mit Fremdschäm-Potenzial. Das (Achtung, Satire!) Online-Lexikon *Stupidedia* hat errechnet: »Ozzy Osbourne hat insgesamt 429

Tieren den Kopf abgebissen. Ozzy Osbourne hat umgerechnet 984 834 Liter Alkohol konsumiert. Er strebt die Million an.«

OVID (42 v. Chr. – 17 n. Chr.), eigentlich Publius Ovidius Naso, war ein römischer Dichter. Er stammte aus wohlhabendem Hause. Aber weil er nicht, wie vom Vater gewünscht, eine Beamtenlaufbahn einschlug, sondern Dichter sein wollte, brauchte er einen Mäzen, den er in einem gewissen Messalla Corvinus auch fand. Einige Jahre vor seinem Tod wurde er ins heutige Constanta in Rumänien verbannt, weil er wohl mit seiner frivolen *Ars amatoria* den Kaiser Augustus verstört hatte. Bis heute auch außerhalb des Lateinunterrichts bekannt, sind seine *Metamorphosen*, eine Sammlung von Geschichten aus der Sagenwelt. Darin enthalten sind unter anderem *Dädalus und Ikarus* oder *Orpheus und Eurydike*. O. liebte den Wein und schrieb oft über ihn. Auf *Spiegel Online* steht zu lesen: »Jammervoll und arrogant zugleich waren die Briefe, die Ovid aus dem Exil am Schwarzen Meer nach Hause schickte: Im barbarischen Tomis sei es so kalt, dass der Wein in den Gefäßen erstarre.«

PICASSO, Pablo (1881 – 1973) war ein spanischer Maler. Seine 50 000 Werke machen ihn nicht nur zu einem der berühmtesten, sondern auch produktivsten Künstler aller Zeiten. Kaum jemand hat nicht wenigstens eines seiner Bilder vor Augen, zum Beispiel die berühmte *Friedenstaube* oder *Guernica*. Sein abstrakter Stil ist unverwechselbar. Neben seiner Arbeit hatte P. ein sehr lebendiges Liebesleben, und auch der Alkohol war sein ständiger Begleiter. Vor allem Absinth soll zum Stil seiner Bilder entscheidend beigetragen haben. Bei *Planet Wissen* heißt es über den Absinth: »Auch in Malerkreisen war die flüssige Droge äußerst beliebt, die man liebevoll ›la fée verte‹ nannte. Farben soll man im Vollrausch gesehen haben. Vor allem die ›Grüne Fee‹ ist dabei so manchem Trinker erschienen. Gauguin, van Gogh und Picasso setzten auf das Getränk mit der vermeintlich magischen und bewusstseinserweiternden Wirkung.«

POE, Edgar Allan (1809–1849), ein US-amerikanischer Schriftsteller, war stilprägend für die Genres Science-Fiction, Horror und Krimi. Besonders bekannt sind die Geschichte *Das verräterische Herz* oder das Gedicht *Der Rabe.* Viele nachfolgende Autoren, aber auch andere Künstler wie Pop- und Rockbands, orientierten sich an P. und nahmen seine Ideen auf. Gleichzeitig galt er als einer der ersten großen US-amerikanischen Alkoholiker-Literaten. »Poe wurde nach einem Jahr wegen grober Pflichtverletzung und Befehlsverweigerung aus dem Dienst der US-Army entlassen. Danach begann Poes Arbeit für etliche US-amerikanische Literaturmagazine, deren Auflage er zu steigern vermochte. Er selbst blieb immer jämmerlich arm. Er erhoffte sich mehrere Staatsanstellungen und verscherzte sie sich, meistens durch Trunkenheit«, schreibt *Der Spiegel.*

PORTER, Cole (1891–1964) war ein US-amerikanischer Komponist. Er schrieb an die vierzig Musicals (zum Beispiel *Kiss me, Kate*) und komponierte viele Gassenhauer, die durch Künstler wie Elvis Presley, Ella Fitzgerald oder Frank Sinatra zu Welthits wurden und die noch heute fast jeder kennt. 1937 hatte er einen Reitunfall, bei dem er schwerste Verletzungen erlitt und fortan nur noch auf Krücken laufen konnte. »Die Folgejahre sind von gebrochenem Lebenswillen, Depressionen und Versinken in Alkoholismus geprägt. Am 15. Oktober 1964 stirbt Cole Porter im Santa Monica Hospital«, heißt es bei *laut.de.*

QUALTINGER, Helmut (1928–1986) war ein österreichischer Schauspieler und Kabarettist. Seine bekannteste Rolle war sicherlich die des Herrn Karl, in einem Stück, das er zusammen mit Carl Merz selbst geschrieben hatte. In dem Monolog tritt er als kleiner Mann auf, der als typischer Mitläufer Sympathie für die Nazis hegte. Auch durch kabarettistische Lesungen aus Hitlers *Mein Kampf* sorgte Q. für einiges Aufsehen. Überschattet wurde sein künstlerisches Schaffen von seiner Alkoholsucht, er starb aufgrund dieser schon mit 57 Jahren an einem Leberleiden. Dem österreichischen Nachrichtenmagazin *Profil* erzählte Kollege André Heller einst von seinen Erlebnissen mit Q.: »Wir spazierten oft stundenlang debattierend durch den Prater, meist gefolgt von einem Besuch im Schweizerhaus, wo er immer Bier mit Büffelgraswodka bestellte. Ich hielt als junger Spund natürlich mit, das war selbstzerstörerische Ehrensache. Wir haben gesoffen, als gälte es, einen Unvernunftrekord aufzustellen.«

RÄIKKÖNEN, Kimi (*1979) ist finnischer Motorsportler. 2007 wurde er Formel-1-Weltmeister, zwei Jahre später wechselte er zum Rallyesport, um jedoch 2012 in die Königsklasse zurückzukehren. Neben seinen Erfolgen fiel er durch seine stoische Art, die ihm den Beinamen ›Iceman‹ einbrachte, sowie durch seine Alkoholeskapaden auf. »Unvergessen die Zeiten, als der ›Iceman‹ völlig betrunken in Monte Carlo von einer Jacht kippte, in einer Diskothek auf Ibiza einen aufblasbaren Delfin zur Belustigung der anderen Gäste ambitioniert niederkämpfte oder in einem Londoner Nachtklub ein paar hübschen Mädchen so nahe kam, dass ihn Ehefrau Jenni am liebsten rausgeschmissen hätte«, berichtet das Portal *Motorsport Total*.

RASPUTIN (1869–1918), eigentlich Grigori Jefimowitsch Rasputin, war ein russischer Wunderheiler, der jedoch den Frauen und dem Alkohol stets offen gegenüberstand. Um 1900 wurde er Mitglied einer Sekte *(Flagellantische Klisti)*, die bizarre Riten praktizierte, die meist mit Sex zu tun hatten. Auf seiner Wanderschaft erlagen viele junge Mädchen seiner animalischen Anziehungskraft. Auch auf Hypnose verstand er sich. Auf diese Weise gelangte er sogar an den Hof von Zar Nikolaus II., heilte dessen Sohn, woraufhin er sich sehr viel Einfluss verschaffen konnte. Auch bei den anwesenden Damen, wo er für einige amouröse Irrungen verantwortlich war. Doch damit nicht genug: Am Ende wurden ihm sogar die Schuld an diversen Niederlagen Russlands in Kriegen zugeschrieben.

REMARQUE, Erich Maria (1898–1970), eigentlich Erich Paul Remark, war deutsch-amerikanischer Schriftsteller. Das Werk, mit dem er bis heute identifiziert wird, erschien 1928: *Im Westen nicht Neues*. In diesem Antikriegsroman arbeitet der Pazifist R. auch seine eigenen Erfahrungen aus dem Ersten Weltkrieg auf, in den er als 18-Jähriger geworfen wurde und der ihn körperlich und seelisch versehrte. 1930 wurde die Geschichte in Hollywood verfilmt. Das Ergebnis wurde sehr wohlwollend aufgenommen und erhielt sogar den Oscar als Bester Film. Für R. jedoch brachen durch die Nazis dunkle Zeiten an. Seine Bücher wurden verbrannt, man erkannte ihm die deutsche Staatsbürgerschaft ab, und R. emigrierte in die USA. Auch privat war es unruhig. R. hatte oft Affären, auch mit aufregenden Diven wie Greta Garbo und Marlene Dietrich. Besonders Letztere setzte ihm nachhaltig zu. *Spiegel Online* schildert R.s Lage, als beide sich begegneten: »Ihn plagten stete Selbstzweifel, die er fast täglich im Alkohol ersäufte. Der wohlhabende Erfolgsschriftsteller floh vor dem Schreibtisch, indem er sich – ein gebildeter Beau – im Jetset vergnügte […] Remarque versuchte zu schreiben, soff und litt. Er sei ›nicht an Marlene Dietrich zerbrochen‹, urteilt sein Biograf Wilhelm von Sternburg, ›aber diese Beziehung hat ihm bittere Stunden beschert und sein Künstlertum für einige Jahre fast blockiert. Er fühlte das Unwürdige seines Verhaltens und verachtete sich deswegen.‹«

RICHARDS, Keith (*1943) ist ein britischer Musiker und Lead- und Rhythmus-Gitarrist der Band *The Rolling Stones*, einer der wichtigsten und erfolgreichsten Gruppen der jüngeren Musikgeschichte. Er ist in der sicherlich nicht braven Band eine besondere Symbolfigur für den Lebensstil ›Sex, Drugs and Rock 'n' Roll‹. 2010 erschien R.s Autobiografie *Life*, in der alles nachzulesen ist: »Ohne Verherrlichung oder Verharmlosung schildert der Stones-Gitarrist seinen Hang zu Exzessen, der zu einem immer ausschweifenderen Lebensstil, Abhängigkeiten von Alkohol und noch mehr Drogen führte, die er nach etlichen Entzugsversuchen erst Ende der Neunzigerjahre hinter sich lassen konnte«, heißt es in einer Buchbesprechung auf *Deutschlandradio Kultur*.

RINGELNATZ, Joachim (1883–1934), eigentlich Hans Gustav Bötticher, war deutscher Schriftsteller und Kabarettist. Er übte zahlreiche Tätigkeiten aus, arbeitete als Matrose, Hausmeister, Fremdenführer und Schaufensterdekorateur, bevor er im Münchner *Simplicissimus* erste Erfolge als Kabarettist feierte. Dies wurde auch bald sein Beruf, den er mit vielen Prosastücken und Gedichten ergänzte. In der Zwanzigerjahren war R. besonders populär: »Als Vortragskünstler seiner eigenen Werke brachte er es in der Weimarer Republik zu einigem Ruhm, verheiratet mit Frau ›Muschelkalk‹ konnte er ›von Frauen wie von Alkohol nie genug bekommen‹ (Alfred Polgar)«, heißt es auf der Verlagswebsite von Haffmans & Tolkemitt. 1933 verhängten die Nazis ein Auftrittsverbot, seine Bücher wurden verbrannt. R. und seine Frau verarmten zusehends, da sie hauptsächlich von den Bühnenauftritten lebten. Zudem erkrankte er an Tuberkulose, an der er schon kurze Zeit später starb.

ROOSEVELT, Franklin D. (1882–1945) war ein US-amerikanischer Politiker und von 1933 bis 1945 der 32. Präsident der USA. In besonders schwierigen Zeiten, nach dem Börsencrash von 1929 bis zum Ende des Zweiten Weltkriegs, hatte er innen- und außenpolitisch einiges zu bewältigen. Sehr beliebt machte er sich bereits zum Amtsantritt, weil er nach dreizehn Jahren die Prohibition abschaffte. *NZZ Folio* erzählt: »Als der neue Präsident, Franklin D. Roosevelt, am 13. März 1933 dem Kongress vorschlug, Bier mit einem Alkoholgehalt bis zu 3,2 Prozent zu entkriminalisieren, reagierte der Gesetzgeber schnell und positiv. Am 7. April gab es schon zwei Kästen Freibier für den Präsidenten – angefahren in einem nagelneuen Bierlieferwagen mit der Aufschrift: ›Präsident Roosevelt, das erste richtige Bier gehört Ihnen.‹« Wirtschaftlich sorgte R. mit dem ›New Deal‹, also harten Wirtschaftsreformen, für Aufschwung. Nach dem japanischen Angriff auf Pearl Harbor (1941) traten die USA unter Präsident R. in den Zweiten Weltkrieg ein und sorgten für einen Umschwung zugunsten der Alliierten. Den Erfolg der Intervention erlebte R. aber nicht mehr, weil er wenige Wochen vor Kriegsende einer Hirnblutung erlag.

ROTH, Joseph (1894–1939) war ein österreichischer Journalist und Schriftsteller und zählt nach Expertenmeinung zu den wichtigsten deutschsprachigen Erzählern des 20. Jahrhunderts. Als seine Frau Friederike geistig erkrankte und in eine Nervenheilanstalt eingeliefert wurde, begann R. mehr und mehr zu trinken. »Bereits mit Mitte zwanzig war Roth schwerster Alkoholiker. Oft wurde er von Freunden völlig betrunken auf der Straße liegend gefunden«, ätzt *bild.de*. Dennoch schrieb er in der Folge noch seinen bekanntesten Roman, *Radetzkymarsch*, der 1932 erschien und für Literaturpapst Marcel Reich-Ranicki zu den zwanzig wichtigsten Romanen deutscher Sprache zählt. 1933 flüchtete R. vor den Nazis nach Paris. »Im Exil kam noch deutlicher zum Vorschein, was freilich schon vorher erkennbar war: Roth, dieser verzweifelte Genießer des Lebens, suchte Schutz nicht nur im Alkohol, sondern auch im Skurrilen und Komödiantischen, in verschiedenen Rollen und hinter vielen Masken – und niemand in seiner Umgebung konnte sagen, wo das Spiel aufhörte und wo die Wirklichkeit begann«, urteilte Reich-Ranicki einmal in der *Frankfurter Allgemeinen Zeitung*. In den Folgejahren ging es gesundheitlich und finanziell steil bergab. R. erlag schließlich seiner Alkoholsucht. Posthum erschien die Novelle mit dem vielsagenden Titel: *Die Legende vom heiligen Trinker*.

SAINT-EXUPÉRY, Antoine de (1900–1944) war ein französischer Schriftsteller. Obwohl er sich eher als »schreibenden Piloten« sah, denn an sich war S.-E. vor allem aktiver Flieger. In dieser Rolle starb er denn auch im Juli 1944, als er von einem Aufklärungsflug nie zurückkehrte und jahrzehntelang als verschollen galt. Erst im Jahr 2000 wurden Teile des Flugzeugs im Mittelmeer vor Marseille geborgen. Bis heute ist nicht geklärt, ob er Selbstmord beging, einen Unfall hatte oder von deutschen Fliegern abgeschossen wurde. Was bleibt, ist neben vielen Fliegergeschichten vor allem das Büchlein *Der kleine Prinz*, dessen rührige Geschichte bis heute viele Herzen erweicht. Darin verarbeitet S.-E. auch seine eigene Seelenlage als Depressiver und Trinker: »Den nächsten Planeten bewohnte ein Säufer. Dieser Besuch war sehr kurz, aber er tauchte den kleinen

Prinzen in tiefe Schwermut. – ›Was machst du da?‹, fragte er den Säufer, den er stumm vor einer Reihe voller Flaschen sitzen sah. – ›Ich trinke‹, antwortete er mit düsterer Miene. – ›Warum trinkst du?‹, fragte ihn der kleine Prinz. – ›Um zu vergessen‹, antwortete der Säufer. – ›Um was zu vergessen?‹, erkundigte sich der kleine Prinz, der ihn schon bedauerte. – ›Um zu vergessen, dass ich mich schäme‹, gestand der Säufer und senkte den Kopf. – ›Weshalb schämst du dich?‹, fragte der kleine Prinz, der den Wunsch hatte, ihm zu helfen. – ›Weil ich saufe‹, endete der Säufer und verschloss sich endgültig in sein Schweigen.«

SARTRE, Jean-Paul (1905–1980) war ein französischer Schriftsteller und Philosoph. Mit seinen Gedanken zum Existenzialismus gehört S. genau wie etwa Albert Camus zu den Hauptfiguren der existenzphilosophischen Schule. Er übersetzte die Fragen des 20. Jahrhunderts allgemein verständlich, bezog klare Positionen und wurde so äußerst beliebt. Durch seine Unterstützung für linke Kreise machte er sich bei Rechtsradikalen äußerst unbeliebt, musste zeitweilig sogar Anschläge fürchten. In seiner Arbeit war er sehr produktiv. »Er schrieb, angetrieben von Zigaretten, Alkohol und Amphetaminen, zwischen sechs und acht Stunden täglich«, heißt es im *Stern* über S. Er pflegte zudem eine große Zeit seines Lebens einen sehr intensiven Kontakt zu Simone de Beauvoir.

SCHILLER, Friedrich (1759–1805), später Friedrich von Schiller, war ein deutscher Dichter. Vor allem seine Dramen wie *Wilhelm Tell, Don Carlos, Die Räuber* oder *Wallenstein* gehören noch heute an vielen Theatern zum Repertoire und zur Pflichtlektüre an allen deutschen Schulen. Aber auch mit Lyrik (z.B. *Ode an die Freude, Die Bürgschaft*) oder philosophischen Schriften (z.B. *Über die ästhetische Erziehung des Menschen*) verschaffte er sich neben Johann Wolfgang von Goethe den prominentesten Platz im deutschen Literaturbetrieb. Er gehörte der Epoche des Sturm und Drang an, und dementsprechend gestaltete er auch sein Leben – wild und gefährlich. Schauspieler Matthias Schweighöfer, der S. in einem Fernsehfilm verkörperte, gibt in einem Interview mit der *Berliner Morgenpost* seine Eindrücke wieder: »Goethe finde ich nett, deswegen bevorzuge ich Schiller. Meine Meinung ist: Wenn Goethe Pop ist, dann ist Schiller Rock. Goethe repräsentiert mehr die konservative Schiene. Akkurate Zustände. Schiller war eher wie James Dean: rauchen, saufen, bis man umkippt. [...] Schiller hat sich Alkohol, Schnupftabak und Staub reingezogen und an faulen Äpfeln geschnüffelt.«

SCHRÖDER, Gerhard (*1944) ist ein deutscher Politiker und war von 1998 bis 2005 der siebte Bundeskanzler der Bundesrepublik Deutschland. Seitdem ist er als Rechtsanwalt und Lobbyist unterwegs, auch für die Nord Stream AG, die Betreiberin der Ostsee-Pipeline. Für dieses Buch qualifizierte er sich nicht zuletzt durch den Ausspruch »Hol mir mal 'ne Flasche Bier, sonst streik ich hier«, aus dem Multitalent Stefan Raab einen Hit bastelte. Auch am Abend der (verlorenen) Wahl 2005 zeigte er sich in Hochform, bestritt aber, dass ihm dazu Alkohol verholfen habe. *Die Zeit* schreibt: »Aber ob es Endorphine allein waren oder obendrauf doch ein Glas Champagner, so oder so war es nicht Schröders starke Stunde.«

SELLERS, Peter (1925–1980) war ein britischer Schauspieler und Komiker. Zwar spielte er in zahlreichen populären Filmen wie *Ladykillers, Die Maus, die brüllte* oder *Dr. Seltsam oder: Wie ich lernte die Bombe zu lieben* – auf ewig verbunden bleibt sein Name aber durch die Rolle als Inspektor Clouseau, dem trotteligen Polizisten im Film *Der rosarote Panther* (1963) und all seinen Fortsetzungen. Einzig sein Auftritt in *Der Partyschreck* (1968) kann da noch mithalten. S. selbst litt unter der Festlegung auf diese Rolle, nahm ähnliche Angebote aber trotzdem immer wieder an. Er trank gerne, probierte aber auch andere Drogen aus. Dem *Spiegel* erzählte er 1969 von seinen Erfahrungen: »›Man hört Musik wie niemals zuvor‹, schwärmte der Filmkomiker Peter Sellers, 44, jüngst vor Reportern und behauptete, kiffen sei ›jedenfalls besser als trinken‹« S. starb im Alter von nur 55 Jahren an den Folgen eines Herzinfarkts.

SEMMELROGGE, Martin (*1955) ist ein deutscher Schauspieler. Bekannt wurde er durch seine Mitwirkung in dem Kassenschlager *Das Boot,* erregte in den folgenden Jahren aber vor allem durch seine Alkoholeskapaden Aufsehen. »Seit den Achtzigerjahren fiel Semmelrogge immer wieder durch Gesetzesverstöße auf: Meist wegen Fahrens ohne Führerschein und Fahrens im betrunkenen Zustand. 2004 wurde er nach 28 Vergehen zu einer Gefängnisstrafe von 37 Monaten ohne Bewährung verurteilt«, weiß *Spiegel Online* zu berichten.

SHAKESPEARE, William (1564 – 1616) war ein englischer Dramatiker und Lyriker. Er hatte als Stückeschreiber sehr schnell Erfolg, sodass er mit 35 Jahren Mitbesitzer des berühmten Londoner *Globe Theatre* wurde. Diese Beteiligung, die Beliebtheit seiner Stücke und die enorme Produktivität sicherten ihm ein stattliches Vermögen. Seinen bis heute andauernden Ruhm begründete S. mit Komödien wie *Ein Sommernachtstraum, Viel Lärm um nichts* oder *Wie es euch gefällt* und Tragödien wie *Romeo und Julia, Hamlet* oder *Macbeth.* Die Umtriebigkeit und der Geschäftssinn ließen aber auch Zweifel aufkommen, ob S. der alleinige Urheber der Werke war. Dafür gibt es allerdings bis heute keine eindeutigen Beweise. Den waghalsigen Thesen geht ein Film von Roland Emmerich aus dem Jahr 2011 nach, in dem S. wie folgt gezeigt wird: »Emmerich stellt den Weltmeister der Wortspiele und vieldeutigen Bühnendialoge als ungehobelten Klotz dar, der seinen Erfolg, der ihm in den Schoß fällt, in vollen Zügen genießt, wenn ihn sein Publikum frenetisch für fremde Stücke feiert – oder sich der Lebemann Shakespeare den Frauen und dem Alkohol hingibt.«

SHAW, George Bernard (1856 – 1950) war ein irischer Dramatiker und Politiker. 1925 erhielt er den Nobelpreis für Literatur, 1939 einen Oscar für das Drehbuch zu *Pygmalion.* Als Politiker gehörte er zu den Urhebern des Gründungsprogrammes der Labour Party von 1900. Im Gegensatz zu vielen seiner Kollegen war S. sehr wohlhabend. Er war ein großer Freund des irischen Whiskeys, den er als

»flüssiges Sonnenlicht« poetisch verklärte. Die *Süddeutsche Zeitung* schreibt: »Auch der irische Schriftsteller George Bernard Shaw trank regelmäßig ›Whiskey‹, wie die Spirituose in Irland und Teilen der USA heißt.«

SHEEN, Charlie (*1965), eigentlich Carlos Irwin Estevez, ist ein US-amerikanischer Schauspieler. Er ist Sohn von Martin Sheen und Bruder von Emilio Estevez, zwei ebenfalls sehr bekannten Mimen. S. wurde in Achtzigerjahren durch Mitwirkung in Filmen wie *Platoon* bekannt, in der Folge wirkte er allerdings vornehmlich in Klamotten wie *Hot Shots* oder *Scary Movie*. In *Two and a Half Men* spielte S. acht Staffeln lang einen trinkenden Weiberhelden, also sich selbst, bevor er von den Produzenten wegen seiner Eskapaden rausgeworfen wurde. Meldungen wie diese aus dem März 2012 auf *bild.de* gab es jahrelang regelmäßig: »Eigentlich hatte er doch Besserung gelobt ... Nach Sexskandalen, Drogenexzessen und Alkoholzusammenbruch wollte Charlie sich zur Abwechslung mal um Kinder und Karriere kümmern. Stattdessen genehmigte sich Charlie mal wieder eine Menge Hochprozentiges.«

SIMENON, Georges (1903 – 1989) war ein belgischer Schriftsteller, der vor allem Kriminalromane schrieb und dabei die Figur des Kommissar Maigret erschuf – seine Bücher verkauften sich zahlreich, er galt lange Zeit als reichster Schriftsteller der Welt. Seine Karriere begann er in den Zwanzigerjahren als Journalist in seiner Heimatstadt Lüttich und unter Pseudonym als Autor von Trivialliteratur in Paris. In den Dreißigerjahren kam Maigret ins Spiel, und S. veröffentlichte fortan unter seinem richtigen Namen. Privat war S. zweimal verheiratet, hatte zahlreiche Affären und lebte in Frankreich, Kanada, den USA und der Schweiz. »Georges Simenon liebte Luxus, Alkohol und Frauen«, schrieben einmal die *Stuttgarter Nachrichten*. Und: »Simenon, der Dichter-Titan, der weltweit 1,5 Milliarden Bücher verkauft hat. Der auch im Bett alle Rekorde brechen sollte. Im Herbst seines Lebens wird der Sex-Besessene damit prahlen, 10 000 Frauen geliebt zu haben. Sein Leben, jauchzte der Jahrhundert-Schriftsteller einmal, sei ›ausgefüllt und voller Saft wie eine Frucht‹.«

SIMPSON, Homer (*1956) ist der Sohn von Abe und Mona Simpson und ein Familienvater aus Springfield. Er arbeitet als Sicherheitstechniker im Kernkraftwerk der Stadt. Da er eine Zeichentrickfigur ist, ist er seit Anfang der Neunzigerjahre nicht gealtert, gilt also immer noch als Mittdreißiger. Er ist verheiratet mit Marge Simpson, geborene Bouvier, und das Paar hat drei Kinder: Bart, Lisa und Maggie. Aufgrund seines Hangs zum Alkohol sowie einem Wachsmalstift, der seit einem Unfall in seinem Gehirn sitzt, verfügt S. über einen eher geringen IQ. Faulheit, Ungeschicklichkeit und Inkompetenz in fast allen Bereichen des Lebens kennzeichnen sein Dasein. Dennoch gilt er als freundlicher und liebenswerter Bürger. Für jedwedes Essen sowie das einheimische Duff-Bier lässt er alles liegen und stehen.

SINATRA, Frank (1915–1998) war ein US-amerikanischer Sänger und Schauspieler. Vielsagend sein Beiname: ›The Voice‹, denn seine Stimme war typisch und Gänsehaut erzeugend. In den Vierzigerjahren erfolgte sein Aufstieg zum Superstar, in der Fünfzigern ging es jedoch wieder bergab. Affären, Scheidungen, Stimmbandprobleme und eine gefloppte TV-Show kratzten an einem bis dato strahlenden Image. Aber ›Frankie Boy‹ kam wieder, gegen Ende der Fünfziger ging es wieder nach oben, auch weil er ein echtes Multitalent war: Insgesamt drei Oscars bekam er für seine Schauspielerei, er sang 1968 seinen absoluten Superhit *My Way* und trat zusammen mit Dean Martin und Sammy Davis jr. als das legendäre *Rat Pack* auf. Allerdings hielten sich stets die Gerüchte, er kooperiere mit der Mafia. Auf *hr-online.de* heißt es über das *Rat Pack*: »Mit ihren legendären Auftritten drückten sie der Epoche ihren ganz persönlichen Stempel auf. Mit einer unverschämten, arroganten Lässigkeit, Unmengen an Frauen, Alkohol und Zigaretten, prägten sie das Gesicht der Stadt. Frank Sinatra nannte diese Auftritte ›The Summits‹ – die Gipfeltreffen.«

SOKRATES (469–399 v. Chr.) war ein griechischer Philosoph – mithin der bedeutendste der Antike. Viele Nachfolger bezogen sich auf die Ideen des Griechen. Einer seiner Verdienste war die Nutzung der Weinschorle zur Klarhaltung und gleichzeitigen Anregung des Geistes. In seinem Werk *Zechen und Bechern* schreibt Daniel Furrer: »Wenn Sokrates in Platons Gastmahl (Symposion) als ausdauernder Zecher dargestellt wird, der jeden unter den Tisch trinkt, so musste er dafür einiges zu sich nehmen. Sokrates trank Wein, der üblicherweise mit Wasser verdünnt war.« Wegen seines angeblich schlechten Einflusses auf die Jugend und wegen Missachtung der Götter wurde er zum Tode durch den Schierlingsbecher verurteilt. Zwar hatte er die Gelegenheit zur Flucht, nutzte diese aber aus Respekt vor dem Gesetz nicht.

STEINBECK, John (1902–1968) war ein US-amerikanischer Schriftsteller. Er arbeitete auch als Journalist und war im Zweiten Weltkrieg als Kriegsberichterstatter tätig. Er schrieb Romane wie *Früchte des Zorns, Tortilla Flat* oder *Die Straße der Ölsardinen,* aber auch Novellen *(Von Mäusen und Menschen)* sowie Kurzgeschichten. Auch die Romanvorlage zum James-Dean-Klassiker *Jenseits von Eden* ist aus seiner Werkstatt. 1940 erhielt S. den Pulitzerpreis, 1962 den Nobelpreis für Literatur. Er trank, war aber kein Alkoholiker, meinen zumindest die Experten. »Oft betrunken, aber immer kontrolliert: Dies scheint das Steinbeck-Bild zu sein, das seine Freunde und Biografen propagieren«, analysiert Donald W. Goodwin in seinem Buch *Alkohol & Autor.*

STEWART, Rod (*1945) ist ein britischer Sänger. Bekannt wurde er durch Hits wie *Sailing, Do Ya Think I'm Sexy* oder *Baby Jane,* kennzeichnend sind seine Vokuhilafrisur und die Reibeisenstimme. Letztere ist vermutlich nicht auf den exzessiven Genuss von Milch zurückzuführen. Wenig überraschend deshalb seine Antwort auf die Frage, was ihn am Leben vor allem interessiere: »Fußball, Alkohol und Weiber – genau in dieser Reihenfolge.« Beim Fußball drückt er die Daumen für Celtic Glasgow, bei den beiden anderen

Dingen ist er offenbar nicht so festgelegt. Und weil der Apfel nicht weit vom Stamme fällt, wurde 2006 seiner Tochter Kimberley im Alter von 27 Jahren ein Leberschaden attestiert.

STRAUSS, Franz-Josef (1915–1988) war ein deutscher (oder vielmehr ein bayerischer) Politiker. Bekannt wurde er als Verteidigungsminister (1956–1962), als Kanzlerkandidat (1980) und als langjähriger bayerischer Ministerpräsident (1978–1988). Legendär waren seine Reden, von denen er nicht wenige mit Unterstützung guten bayerischen Bieres gehalten haben soll, speziell auf den sogenannten Bierzeltveranstaltungen. Die *Rheinische Post* schreibt über ihn: »Noch als Diabetiker ignorierte Strauß den Rat seiner Kinder [...] sowie seines bulgarischen Leibarztes, er möge sich mehr schonen und weniger bechern. Von Renate Piller, der Herzdame seiner letzten zwanzig Lebensmonate, stammte der umwerfende Satz über die Trinkgewohnheiten [...]: ›Franz-Josef konnte nicht nippen.‹«

TOULOUSE-LAUTREC, Henri de (1864–1901) war ein französischer Maler des Post-Impressionismus. Besonders populär und bekannt wurden seine Plakate für Pariser Nachtklubs wie das *Moulin Rouge*, deren Nachdrucke bis weit in die Neunzigerjahre in vielen WG-Küchen an die Wand gepinnt wurden. Wie andere seiner Zeitgenossen, die sich seinerzeit in Paris tummelten, war T.-L. ein ausgesprochener Freund von Absinth, auch ›Grüne Fee‹ genannt. Im Alter von nur 33 Jahren und damit drei Jahre vor seinem Tod führte dies zum ersten Delirium tremens, besser bekannt als Alkoholdelirium, einer lebensbedrohlichen Komplikation bei zu exzessivem Alkoholgenuss.

TOURNIER, Michel (*1924) ist ein französischer Schriftsteller. 1945 war er eine der ersten Zivilpersonen, die aus Frankreich nach Deutschland kamen, um hier zu leben. 1970 bekam er für seinen Roman *Der Erlkönig* (verfilmt von Volker Schlöndorff) den renommierten Prix Goncourt verliehen. Heute lebt und arbeitet er in der Nähe von Paris. T. wörtlich: »Das Leben ist nur im Rauschzustand erträglich. Im Alkoholrausch, im Liebesrausch, im religiösen Rausch. Ein Geschöpf des Nichts, kann der Mensch die unbegreifliche Trübsal seiner paar Jahre Existenz nur aushalten, indem er sich sinnlos besäuft.«

THOMAS, Dylan (1914–1953) war ein britischer Schriftsteller. Bereits als Schüler schrieb er erste Gedichte, mit zwanzig Jahren brachte er das erste Buch heraus. Kurz danach wurde er vom Kriegsdienst verschont, weil er betrunken zur Musterung erschienen war. Somit ist auch schon die Tragik seines Lebens benannt. So erfolgreich er als Schriftsteller (bekanntestes Werk: *Unter dem Milchwald*) war, so wenig konnte er mit Geld und Alkohol umgehen. Respektive: Er verwandte das eine für das andere. Weil er eine Lungenentzündung wegen seiner Alkoholexzesse nicht auskurierte, starb er im Alter von nur 39 Jahren. »Achtzehn Gläser Whisky hatte Dylan Thomas nach eigener Aussage getrunken, ›ich glaube, das ist der Rekord‹. Mehr konnte der walisische Dichter, der sich auf Lesereise in den USA befand, nicht mehr sagen. Denn kurz darauf fiel Thomas in seinem New Yorker Hotelzimmer ins Koma. Der Trip in die USA sollte seine letzte Sauftour werden. Ehefrau Caitlin flog sofort über den Atlantik. Sie wusste, dass Dylan Thomas in Amerika eine Geliebte hatte. Eine von vielen. ›Ist der Scheißkerl schon tot?‹, fragte Caitlin Thomas bei ihrer Ankunft. Aufgedunsen vom Alkohol lag ihr Mann im Sauerstoffzelt. Nichts war mehr übrig von dem einst so gut aussehenden Dichterfürsten, vom jungenhaften Genie, das sie und die anderen Frauen mit seiner schönen Stimme betört hatte«, schreibt *Der Tagesspiegel*.

TWAIN, Mark (1835–1910), eigentlich Samuel Langhorne Clemens, war ein US-amerikanischer Schriftsteller. Am bekanntesten und erst jüngst wieder verfilmt sind seine Geschichten rund um die Jugendlichen Tom Sawyer und Huckleberry Finn. In jungen Jahren arbeitete T. als Steuermann eines Mississippi-Dampfers, anschließend ging er nach Virginia City, um Goldgräber zu werden, was ihm weder körperlich noch finanziell behagte – deshalb schrieb er schließlich als Reporter für die örtliche Zeitung. Schnell merkte er, dass ihm das Schreiben lag und er damit sogar Geld verdienen konnte – was er denn auch reichlich tat. Einen guten Whisky wusste er stets zu schätzen: »Zu viel von irgendwas ist schlecht, aber zu viel von gutem Whisky ist wahrlich nicht genug.«

VAN GOGH, Vincent (1853–1890) war ein niederländischer Maler. In jungen Jahren wollte er noch Priester werden, las Armen, Arbeitern und Kranken aus der Bibel vor. Dann aber entschied er sich für die Malerei, in der er zeitlebens aber völlig erfolglos blieb. Er soll zu Lebzeiten kein einziges Bild verkauft haben. Stattdessen tröstete er sich mit Absinth. Den trank er oft und exzessiv, rauchte viel und trank Unmengen von Kaffee. Am 24. Dezember 1888 wurde v. G. in Arles, wo er lebte, in ein Krankenhaus gebracht, weil er sich sein linkes Ohr abgeschnitten hatte. Die Ärzte vermuteten starken Alkoholeinfluss als Grund für die Selbstverstümmelung. Auch anderen Rauschmitteln wie Opium war der erfolglose Maler nicht abgeneigt. In den folgenden Monaten wurde er immer wieder – er soll auch an Irrsinn und Depressionen gelitten haben – ins Krankenhaus eingeliefert, bis er am 29. Juli 1890 schließlich an den Verletzungen starb, die er sich selbst zugefügt hatte.

VERLAINE, Paul (1844–1896) war ein französischer Lyriker. Der Sohn eines Offiziers begann zwar ein Jurastudium, das er aber bald abbrach, um in der Stadtverwaltung zu arbeiten. Aber auch das war nicht sein Ding, denn schon als Beamter veröffentlichte er erste Gedichtsammlungen. Doch das Leben, das er fortan führte, fand vor allem in Kneipen und Kaschemmen statt. V. gab sich dem alkoholreichen Lotterleben hin und wurde so zu einem der Sinnbilder des betrunkenen Schriftstellers. V.-Experte Gert Pinkernell schreibt: »Er verfällt früh dem Alkohol und neigt zu aggressiven Ausfällen, z. B. gegen seine Mutter und seine Frau.« Sein Leben und die Beziehung zu Schriftsteller Arthur Rimbaud wurden 1995 mit Leonardo DiCaprio in der Hauptrolle *(Total Eclipse)* verfilmt. »Doch die Affäre mit Rimbaud ist auch zerstörerisch. Gewalt, seelische Folter, Alkohol und Rausch begleiten die Trennungen und Versöhnungen des Künstlerpaares«, heißt es in der Inhaltsbeschreibung.

WASHINGTON, George (1732–1799) war der erste Präsident der Vereinigten Staaten von Amerika. Als Oberbefehlshaber der Continental Army, der Armee der Kolonien im Unabhängigkeitskrieg, und als erster Präsident des neuen Staats verschaffte er sich eine feste Position auf dem Treppchen der US-amerikanischen Geschichte. Denn auch als Präsident war er nicht einfach der erste, er hat in seinem Amt auch wegweisende Entscheidungen getroffen. Zum Beispiel verzichtete er 1797 nach acht Jahren freiwillig auf das Amt, eine Maxime, die bald üblich wurde und die später sogar im Gesetz festgeschrieben wurde. Auch die Einigung der Einzelstaaten, das Kabinettsystem und die Versöhnung mit England gehen wesentlich auf sein Konto. Nach Ende seiner politischen Laufbahn sattelte er um. »Der erste US-Präsident George Washington avancierte als Polit-Rentner zum bedeutendsten Whiskeyproduzenten des jungen Landes mit einer Jahresproduktion von 11 000 Gallonen (etwa 41 640 Liter)«, schreibt *Der Spiegel*. In der New York Public Library kann man überdies ein handgeschriebenes Rezept zum Bierbrauen nachlesen.

WAYNE, John (1907–1979) war ein US-amerikanischer Filmschauspieler. Sein eigentlicher Name war Marion Robert Morrison, was schon mal die Notwendigkeit des Künstlernamens erklärt. In seiner über fünfzig Jahre währenden Hollywoodkarriere wurde er zur Blaupause des raubeinigen Westernhelden. Auch bei ihm zu Hause flogen mitunter die blauen Bohnen, wie das Filmportal *zelluloid.de* berichtet: »Seine Ehe mit Esperanza Baur, einer Mexikanerin, endet im Streit. Nach unzähligen Alkohol-Exzessen, öffentlichen Prügeleien und Streitereien versucht Esperanza ihren Ehemann im Streit zu erschießen.« Im Alter von 72 Jahren starb W. an Krebs, was aber nicht an den mehreren Dutzend Zigaretten oder den unzähligen Whiskeys lag, die er täglich seinem Körper zuführte, sondern an der Tatsache, dass er 1956 einen Film *(Der Eroberer)* im Atomwaffentestgebiet in Utah gedreht hatte.

WILDE, Oscar (1854–1900) war ein irischer Schriftsteller. Er studierte Literatur in seiner Heimatstadt Dublin, bevor er im Alter von zwanzig Jahren nach Oxford in England wechselte. Schon hier fiel sein besonderer Humor auf, den er später, als er längst ein erfolgreicher Autor war, noch verfeinerte. Dazu kam sein Auftreten als Dandy, mit extravaganter Kleidung und viel Sinn für Ästhetik. So avancierte er im prüden viktorianischen England zum Paradiesvogel und Skandalautor, der in der Boheme und auf Gesellschaften ob seines Charmes und Wortwitzes ein gern gesehener Gast war. Zu seinen berühmtesten Werken zählen der Roman *Das Bildnis des Dorian Gray* (1890) und die Komödien *Bunbury, Lady Windermeres Fächer* und *Salomé*. Über den Absinth, den er gern konsumierte, sagte W.: »Nach dem ersten Glas sieht man Dinge, wie man sie gerne hätte, nach dem zweiten Dinge, die gar nicht da sind, und am Ende deren wirkliche Natur. Schlimmer geht's nicht.« Er unterhielt Beziehungen zu verschiedenen Männern und männlichen Prostituierten. Das führte 1895 – auf dem Höhepunkt seines Schaffens – schließlich zu einer Verurteilung wegen Unzucht, und er musste zwei Jahre im Zuchthaus in Reading verbringen. Während dieser Zeit zerbrach er, sowohl gesundheitlich als auch gesellschaftlich. Die letzten drei Lebensjahre verbrachte er in Paris, wo er im Alter von nur 46 Jahren starb.

WILLIAMS, Robbie (*1974) ist ein britischer Musiker. Seine ersten Schritte im Musikbusiness machte er 1990, als er an einem Casting teilnahm, für das ihn seine Mutter angemeldet hatte. Gesucht wurden Mitglieder einer neuen Boyband. Die sollte *Take That* heißen und wurde in den Neunzigerjahren zu einem der erfolgreichsten Vertreter dieses eigentümlichen Genres. Im Juli 1995 musste W. wegen Drogen- und Alkoholexzessen die Band verlassen, die sich kurz danach ganz auflöste. In seiner folgenden Solokarriere aber war W. noch deutlich schillernder, hatte Hits wie *Angels, Let Me Enter-*

tain You oder *Rock DJ*. Mit achtzig Millionen verkauften Tonträgern ist er einer der erfolgreichsten Solokünstler der letzten Jahre. Aber die Suchtmittel setzten ihm weiterhin zu. »Popsänger Robbie Williams hält das Leben ohne Alkohol und Drogen nur noch schwer aus. Um den Kampf gegen die Sucht nach Alkohol nicht zu verlieren, hat sich der 28-Jährige nach Los Angeles abgesetzt, wo er jetzt täglich die Treffen der Anonymen Alkoholiker (AA) besucht«, schrieb *stern.de* im Jahr 2002.

WILLIAMS, Tennessee (1911–1983), eigentlich Thomas Lanier Williams, war ein US-amerikanischer Schriftsteller. Den Spitznamen bekam er im Studium aufgrund seines Dialekts verpasst. Mit seinem Stück *Die Glasmenagerie* hatte er 1944 seinen ersten Erfolg, für *Endstation Sehnsucht* und *Die Katze auf dem heißen Blechdach* bekam er jeweils den Pulitzerpreis. Diese Bücher, wie auch andere, wurden zudem erfolgreich verfilmt. Privat hatte W. immer wieder Probleme, stammte aus schwierigen Familienverhältnissen (die er in den Stücken teilweise verarbeitete) und wurde immer wieder aufgrund seiner Homosexualität angegriffen. »Tennessee Williams, der sich spät zu seiner Homosexualität bekannte, macht ab Mitte der Sechzigerjahre schwere Krisen durch, sein Leben wird bestimmt von Drogen, Alkohol und Klinikaufenthalten. 1983 starb er mit 71 Jahren »in einem New Yorker Hotel«, heißt es auf der Website des Staatsschauspieles Dresden.

WILSON, Brian (*1942) ist ein US-amerikanischer Musiker und Frontmann der Band *The Beach Boys*, die vor allem in den Sechziger- und Siebzigerjahren zu den Großen der Szene zählte. Angefangen hatten sie mit harmlosen Surfsongs im kalifornischen Sommersound *(Fun Fun Fun, Barbara Ann, Surfin' USA)*, aber nach und nach steigerte sich W. zu wahren musikalischen Höchstleistungen. Das Album *Pet Sounds* von 1966 gilt als eines der besten und wichtigsten Werke der Popmusikgeschichte. Mit dem Genie einher ging bei W. aber auch ein selbstzerstörerisches Element, das sich durch übermäßigen Alkoholgenuss ausdrückte. »Brian Wilson wurde wirklich verrückt davon, verfiel nacheinander dem Haschisch, dem Alkohol, den Handreichungen gruppenweise eingekaufter Mandelaugen, dem Fressen und schließlich einem Psychiater«, erinnert sich die *Süddeutsche Zeitung*.

WINEHOUSE, Amy (1983 – 2011) war eine britische Sängerin. Ihr zweites (und letztes) Album *Back to Black* (2006) verkaufte sich rund zwölf Millionen Mal, die Soul-Diva bekam dafür fünf Grammys. Ebenso berüchtigt wie ihr extravagantes Outfit und ihre rauchige Stimme waren ihre Exzesse, die letztlich auch zu ihrem frühen Tod führten. »Wieder ein Rock 'n' Roll-Victim. Als ob man nicht schon wüsste, wie es läuft. Dass herausragendes künstlerisches Talent, psychische Labilität und irrwitziger Erfolg im frühen Alter schon immer die Zutaten für den Death Cocktail sind: Amy Winehouse hat sich konsequent in den Club 27 hineingesoffen, -geraucht und, manchen Quellen nach zu urteilen, -gespritzt. Genau wie die anderen eben«, schreibt die *taz*.

ZEBEC, Branko (1929 – 1988) war ein jugoslawischer Fußballtrainer. Neben großen Erfolgen mit dem FC Bayern München und dem Hamburger SV war er für seinen Alkoholkonsum bekannt. »Er trank gern, vertrug aber nach einer Magenoperation nur noch wenig. Seine Spieler beim Hamburger SV nutzten das aus, schmierten ihn etwa bei einer Feier mit Senf ein. Im März 1980 wurde sein Problem öffentlich, als er wie geistesabwesend in Dortmund auf der Trainerbank kauerte – betrunken. Zur Halbzeit wurde er ›ausgewechselt‹ und in den Mannschaftsbus gesetzt, danach entlassen. Schon auf der Anfahrt im eigenen Wagen war er von der Polizei erwischt worden, mit drei Promille«, schreibt *Die Welt*.

ZOLA, Émile (1840 – 1902) war Franzose, einer der wichtigsten Schriftsteller des 19. Jahrhunderts und ein Protagonist des Naturalismus. In Romanen wie *Der Totschläger* (1877) beschreibt er das Elend der Unterschicht und die fatalen Auswirkungen des Alkohols, in *Germinal* (1885) schildert er die Geschichte eines Bergarbeiterstreiks. Wie viele seiner Zeitgenossen trank Z. gern Absinth, ohne es jedoch zu übertreiben. *Der Spiegel* weiß zu berichten: »Auch die Poeten Oscar Wilde, Arthur Rimbaud und Émile Zola nahmen ihn sich regelmäßig zur Brust: Absinth. Berühmt durch die Pariser Boheme, wurde der mit Zuckerwasser versetzte Likör (Spitzname: ›Grüne Fee‹) bald zum Volksgetränk.«

KAPITEL SIEBZEHN

QUELLENVERZEICHNIS

Amis, Kingsley: *Anständig trinken*, Rogner & Bernhard Verlag Berlin 2008.

Erhardt, Heinz: *Das große Heinz Erhardt Buch*, Goldmann Verlag München 1984.

Furrer, Daniel: *Zechen und Bechern*, Primus Verlag Darmstadt, 2006.

Goodwin, Donald W.: *Alkohol&Autor*, Suhrkamp Verlag Frankfurt/Main 2000.

Kerouac, Jack: *Unterwegs*, Rowohlt Reinbek bei Hamburg 1998.

Kupfer, Alexander: *Göttliche Gifte*, Verlag J.B. Metzler 1996.

Nicolaisen, Peter: *William Faulkner*, Rowohlt Verlag Reinbek bei Hamburg 1981.

Rich, Frank Kelly: *Die feine Art des Saufens*, Tropen Verlag Stuttgart 2007.

Richter, Peter: *Über das Trinken*, Goldmann Verlag München 2011.

Saint-Exupéry, Antoine de: *Der kleine Prinz*, Karl Rauch Verlag Düsseldorf 2000.

Singer, Manfred V./Teyssen, Stephan: *Alkohol und Alkoholfolgekrankheiten. Grundlagen – Diagnostik – Therapie*, Springer Verlag Heidelberg 2005.

Uslar, Moritz von: *100 Fragen*, Kiepenheuer&Witsch Köln 2004.

Wilde, Oscar: *Extravagante Gedanken*, Diogenes Verlag Zürich 1988.

Zeitungen/Zeitschriften

Berger, Jürgen: *Gelegenheit macht Liebe,* taz vom 13. Juni 2001.

Blasius, Rainer: *Mensch Willy!,* Frankfurter Allgemeine Zeitung vom 1. Oktober 2001.

Büttner, Jean-Martin: *Wer gerne trinkt, muss auch den Kater lieben.* Interview mit Peter Richter, Tages-Anzeiger vom 28. Mai 2011.

Burger, Kathrin: *Derbe Ausdrücke und Fäkalsprache,* taz vom 13. November 2011.

Dogan, Canan: *Flüssiges Sonnenlicht,* Süddeutsche Zeitung vom 4. Januar 2010.

Diez, Georg: *Der Homer der Hipster,* Der Spiegel, Nr. 5/2011.

Fasel, Andreas: *Auf den Spuren Wilhelm Buschs,* Die Welt vom 2. Dezember 2007.

Gabányi, Stefan: *Zur blauen Hölle,* Süddeutsche Zeitung vom 17. März 2007.

Gehrs, Oliver/Steingart, Gabor: *Die Methoden sind perfide,* Interview mit Heiner Lauterbach, Der Spiegel, Nr. 41/2000.

Göbel, Tina u. a.: *Wie gesund ist Alkohol,* Profil vom 28.11.2009.

Gößmann, Jochen: *Den wahren Horror schrieb sein Leben,* Berliner Zeitung vom 8. Mai 2009.

Graw, Ansgar: *Alkohol und Ausraster haben* Braveheart *gestürzt,* Die Welt vom 15. Juli 2010.

Griepenkerl, Kai: *Die größten Gipsköpfe aller Zeiten,* Revier Sport vom 24. November 2007.

Hesselmann, Markus: *Der Mann, der Dylan hieß,* Der Tagesspiegel vom 30. April 2007.

Kirschneck, Jens: *Is mir eh wurscht,* 11 Freunde, Nr. 50.

Kronsbein, Joachim/Stolle Peter: *Den Quatsch hab' ich satt,* Interview mit Harald Juhnke, Der Spiegel, Nr. 3/1993.

Künzel, Wolfgang: *Wilder Mann der US-Literatur,* AP vom 10. November 2007.

Leonhardt, Rudolf Walter: *Haschisch, Himmel und Hölle,* Die Zeit vom 17. Januar 1969.

Limmer, Wolfgang: *Bazon, was sollen wir denken?,* Der Spiegel, Nr. 25/1977.

Luehrs-Kaiser, Kai: *Schiller war wie James Dean.* Interview mit Matthias Schweighöfer, Berliner Morgenpost vom 12. August 2010.
Michaelsen, Sven: *Wir haben es blubbern lassen.* Interview mit Heiner Lauterbach, Stern, 18. Februar 2006.
Michels, Reinhard: *Als die CSU noch stark war,* Rheinische Post vom 2. Oktober 2008.
Muras, Udo: *Die Eskapaden der Bundesliga-Trainer,* Die Welt vom 24. April 2007.
Niewerth, Gert: *Ein Bonvivant mit Tinte im Blut,* Stuttgarter Nachrichten vom 19. September 2009.
Perger, Werner A.: *Der Spieler,* Die Zeit, Nr. 39/2005.
Regal, Wolfgang/Nanut, Michael: *Das Obduktionsprotokoll eines Genius,* Ärzte-Woche, Nr. 19/2005.
Scheerer, Sebastian: *Ende einer Illusion,* NZZ Folio, Nr. 4/1992.
Schlüter, Ralf: *Bob Dylan auf Tournee durch Ostdeutschland,* Berliner Zeitung vom 21. Juli 1994.
Schulz, Matthias: *Romantiker unter Waffen,* Der Spiegel, Nr. 53/2004.
Soboczynski, Adam: *Schöne Abgründe,* Die Zeit vom 8. Januar 2011.
Solms-Laubach, Franz: *George W. Bush, war ›verliebt in Alkohol‹,* Die Welt vom 13. Dezember 2007.
Winkler, Willi: *Der Mann in Schwarz,* Süddeutsche Zeitung vom 12. September 2003.
Winkler, Willi: *Beifall, endlich, nach mehr als 35 Jahren,* Süddeutsche Zeitung vom 24. Februar 2004.
Wydra, Thilo: *Eine komische Beziehung,* Der Tagesspiegel vom 28. Dezember 2011.
Zylka, Jenni: *Gegendiva mit Fuck-Off-Haltung,* taz vom 24. Juli 2011.

Ohne Verfasserangabe

Odysseus in Dublin, Der Spiegel, Nr. 45/1961.
Schauerlich vernünftig, Der Spiegel, Nr. 35/1966.
Besser als trinken, Der Spiegel, Nr. 36/1969.
Nur im Dschum, Der Spiegel, Nr. 53/1980.
Ein Koloss zerfällt, Der Spiegel, Nr. 15/1982.
Böser Kater garantiert, Der Spiegel, Nr. 53/1988.

Vorne kurz, hinten lang, Der Spiegel, Nr. 17/1991.
Dean Martin, Der Spiegel, Nr. 1/1996
Winston Churchill, Der Spiegel, Nr. 7/1997.
Harald Juhnke, Interview mit dem Stern, Februar 1987.
Wissensdurst auf Korn, Allgemeine Hotel- und Gastronomie-Zeitung (AHGZ), Nr. 42/2001.
Gestorben – Harald Juhnke, Der Spiegel, Nr. 14/2005.
Schreie vom Balkon, Frankfurter Allgemeine Sonntagszeitung vom 27. November 2005.
Interview mit Heiner Lauterbach, Der Tagesspiegel vom 20. Juni 2006.
Im Bann der grünen Fee, Focus, Nr. 31/2007.
Interview mit Mel Gibson, TV-Movie, Nr. 14/2007.
Interview mit Heiner Lauterbach, Stern Nr. 13/2008.
Interview mit Waldemar Hartmann, Playboy, Nr. 10/2009.
Als Jelzin betrunken durch Washington schlenderte, Rheinische Post vom 22. September 2009.
Braukunst aus dem Weißen Haus, Der Spiegel, 6/2011.

Online

Bartl, Alexander/Grissemann, Stefan: *Der heilige Trinker,* profil.at, 29. September 2011.
Brinkbäumer, Klaus: *Ich wollte nicht als erster raus,* Spiegel Online, 21. Juli 2009.
Franz, Angelika: *Der Maler und sein Müll,* Spiegel Online, 10. Dezember 2007.
Jüttner, Julia: *Der Alleswoller,* Spiegel Online, 10. August 2007.
Kötter, Andreas: *Die machen auch nur ihren Job,* Spiegel Online, 25. September 2001.
Naumann, Annelie: *Tabubruch im Berliner Trinkbetrieb,* Spiegel Online, 8. Juli 2011.
Nimmervoll, Christian: *Räikkönen schwört dem Alkohol ab,* motorsport-total.com, 25. Juni 2009.
Nimtz-Köster, Renate: *Goldgelber Pinot, rubinroter Kadarka,* Spiegel Online, 12. Dezember 2008.

Tiede, Broder-Jürgen: *Laufen lassen*, rund-magazin.de, 25. Februar 2010.
Reich-Ranicki, Marcel: *Hilflos und schutzbedürftig wie seine Figuren*, faz.de, 14. April 2002.
Rüedi, Peter: *Dürrenmatt*, diogenes.ch, 3. März 2011.
Stark, Jack: *Sammy Davis jr. sagte nur: ›Whisky pure, please!‹*, tages-anzeiger.ch, 25. Februar 2009.
Weber-Lamberdière, Manfred: *Sechs Flaschen am Tag*, focus.de, 20. November 2006.
Weingarten, Susanne: *Madonna meines Blutes*, Spiegel Online, 13. August 2001.
Wohlmacher, Uwe: *Ungeschminkte Autobiografie*, dradio.de, 29. Oktober 2010.

Ohne Verfasserangabe

36 neue Doors-Alben, Spiegel Online, 1. Dezember 2000.
Die preußische Madonna, stern.de, 14. Februar 2001.
Robbie kämpft gegen seine Alkohol-Sucht, stern.de, 23. Januar 2002.
Alkohol, Frauen und Autos waren sein Leben, stern.de/dpa, 25. November 2005.
Martin Semmelrogge auf neuer Droge, Spiegel Online, 30. Mai 2008.
Filmlegende und Frauenschwarm, focus.de, 5. August 2009.
Nick Nolte auf Entzug im Schwarzwald, bild.de, 12. Juni 2010.
Der Ekel und der Existenzialismus, stern.de, 21. Oktober 2010.
Der Drei-Liter-Philosoph, tagblatt.de, 12. November 2011.
Charlie Sheen – Alkohol-Rückfall!, bild.de, 13. März 2012.
Die zehn versoffensten Schriftsteller aller Zeiten, bild.de
F. Scott Fitzgerald, diogenes.ch
Joachim Ringelnatz, haffmans-tolkemitt.de